骨质疏松症自我防治手册

GUZHISHUSONGZHENG ZIWO FANGZHI SHOUCE

主审◎谢兴文 李 宁
主编◎李鼎鹏 李建国

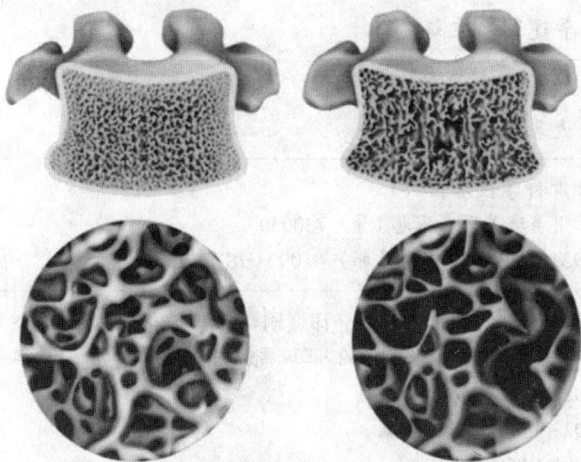

甘肃科学技术出版社

图书在版编目（CIP）数据

骨质疏松症自我防治手册 / 李鼎鹏，李建国主编
．-- 兰州：甘肃科学技术出版社，2022.5（2023.9重印）
ISBN 978-7-5424-2934-6

Ⅰ．①骨… Ⅱ．①李… ②李… Ⅲ．①骨质疏松 - 防
治 - 手册 Ⅳ．①R681-62

中国版本图书馆CIP数据核字(2022)第067933号

骨质疏松症自我防治手册

李鼎鹏　李建国　主编

责任编辑　陈学祥
封面设计　麦朵设计

出　版　甘肃科学技术出版社
社　址　兰州市城关区曹家巷1号　730030
电　话　0931-2131572（编辑部）　0931-8773237（发行部）

发　行　甘肃科学技术出版社　　印　刷　三河市铭诚印务有限公司
开　本　880毫米×1230毫米　1/32　印　张　5.75　插　页　2　字　数　112千
版　次　2022年12月第1版
印　次　2023年9月第2次印刷
印　数　1001~2050
书　号　ISBN 978-7-5424-2934-6　　　　定　价　118.00元

编 委 会

序

　　骨质疏松症是一种以骨量低下、骨微结构破坏、骨脆性增加、易于发生骨折为特征的代谢性骨骼疾病。它的发病随着年龄的增长在悄悄地发生、发展，又被称为"静悄悄的疾病"，在日常生活中极易被人们忽视，直到患者发现"腰弯了、背驼了、骨头也出现畸形了，甚至发生骨折后"才被人们察觉，严重危害老年人的生活健康和生活质量，加重了患者家庭的经济压力，同时消耗了国家的医疗资源。骨质疏松症和高血压、糖尿病等慢病一样，正在威胁老年人的健康和幸福。

　　本研究团队多年来通过甘肃省中央引导地方发展专项、国家自然科学基金、国家中医药管理局临床基地建设项目及兰州市科技项目等支持，与兰州市多家社区合作，对兰州市不同地区 3000 例人群骨质疏松发病及治疗情况进行调研，我们深切地感受到，骨质疏松症作为严重危害老年人的常见慢性病，而社区民众对其知晓度及关注度严重不足。因此，课题组认识到社区居民对骨质疏松症的认识亟须提高，结合国务院《"健康中国 2030"规划纲要》提出"到 2030 年健康生活方式得到普及"的战略目标，围绕骨质疏松症基本知识及防治方法编写了这本科普知识手册。

本书主要分为四个章节，第一章主要围绕骨质疏松症的相关基本知识展开，旨在提高居民对骨质疏松症的认识；第二章从日常防护说起，主要介绍目前常见的防治方法；第三章从护理角度，介绍骨质疏松患者常见的护理工作，培养人们的护理意识；而第四章侧重于防治，就目前人们生活中关于骨质疏松症的自我防治误区进行解读与纠正。本书内容结合科学性和实用性，简明扼要。主要作为提高居民对骨质疏松症的认识及熟悉日常防治方法的科普读物，同时也可以作为基层医务人员、社区及乡镇卫生院的全科医生、老年病科医生开展骨质疏松症防治宣教时的参考书目。

2022 年 2 月

前　言

　　近年来，随着我国人口老龄化问题日渐突出，骨质疏松症发病率显著增长，已成为我国常见的慢性疾病。根据《中国防治慢性病中长期规划（2017—2025 年）》，我国已将骨密度检测纳入 40 岁以上人群常规体检内容。其发病隐匿，大多数患者直到发生骨质疏松性骨折时才被发现。严重影响中老年人生活质量甚至生命健康，给家庭及社会带来巨大的医疗经济负担。

　　目前，民众对骨质疏松症认识有限。强化骨质疏松症相关知识宣教，进一步提升社会对骨质疏松症的认知度，提高民众对骨质疏松症的预防意识，最大限度地降低骨质疏松症的发生。以《"健康中国 2030"规划纲要》《中国防治慢性病中长期规划（2017—2025 年）》为指导，以"共建共享、全民健康"为主题，强化健康科普宣教，提高全民骨质疏松症健康防治意识，推进全民健康素质，全面构建全民健康的小康社会。提高患者生存质量，减少骨质疏松发病，降低因其并发症导致的致残率、致死率，实现以治病为中心向以健康为中心的转变，促进全民健康，提高居民生活质量，为推进健康中国建设奠定坚实基础。

本书以科普为主，分别从认识骨质疏松、预防骨质疏松及预测骨质疏松等角度出发，着重宣传骨质疏松症防治知识。以调动社会和个人参与防治骨质疏松的积极性，营造有利于骨质疏松防治的社会整体环境。促进群众形成健康的生活方式和行为，进一步推动骨质疏松健康教育向纵深发展，深入居民生活，推动居民人人参与、人人宣传、人人预防骨质疏松。推进"共建共享、全民健康"的健康中国建设。

尽管全体编写人员反复斟酌和修改，但由于编写时间紧促和经验不足，疏漏、谬误之处在所难免，祈望广大读者、同行和专家在使用过程中如发现问题，恳请批评指正。最后，诚挚地感谢所有参编人员的辛勤付出！

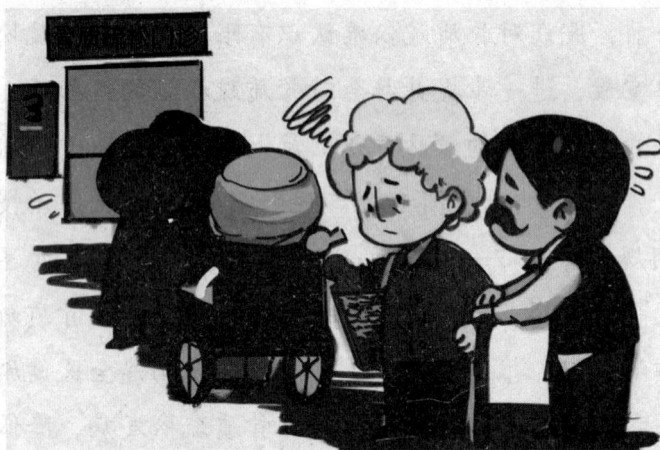

骨质疏松症发病率逐年增加

目 录

第一章　认识知晓骨骼健康　降低骨质疏松危险

　　骨质疏松症作为中老年人常见病之一，正在静悄悄地蚕食着中老年人的健康。日常生活中，经常遇见老年人全身疼痛、驼背、变矮，甚至轻微碰撞或者一个喷嚏引发骨折，究其根源是骨质疏松症"捣鬼"。随着社会人口老龄化进程加快，骨质疏松症已成为全球关注的公共健康问题，作为无声无息的疾病，亦被形象地称为"沉默的杀手"，因其导致的髋部骨折亦被称为"人生最后一次骨折"。

小链接

世界骨质疏松日

　　10月20日为世界骨质疏松日（World Osteoporosis Day），其宗旨是为那些对骨质疏松症防治缺乏足够重视的政府和人民大众进行普及教育和信息传递提供一个非常重要的焦点信息。世界骨质疏松日最早由英国国家骨质疏松学会在1996年创办，1997年获得国际骨质疏松基金会（IOF）的赞助和支持，并将每年6月24日作为世界骨质疏松日。随着参与国家和组织活动逐年稳定地增长，世界骨质疏松日的影响日益扩大，世界卫生组织（WHO）于1998年正式将每年的10月20日定为世界骨质疏松日，此后每年世界骨质疏松日在全球活动发布一个主题，以统一全球行动，取得良好实效。现在世界上已有100多个会员国家及组织均开展了这一活动，世界卫生组织和国际骨质疏松基金会还出版发行快讯，不定期刊登各成员国组织开展骨质疏松日活动的情况和经验，互相进行交流，使世界骨质疏松日这一天的活动成为世界上举足轻重的全球盛会。

中国老年学学会骨质疏松委员会从1997年以来，一直积极地参与和支持这项活动。国家卫健委疾病控制司每年都下发文件，希望更多的人参与骨质疏松的宣传、预防活动。2000年，中国正式加入世界骨骼与关节健康十年（2002—2011年）行动。这项活动的目标是:增进世界范围内患有肌肉与骨骼疾病患者的健康，进一步改善人们的生活质量。

第一节　怎样认识骨质疏松

小链接

你离骨质疏松症很远吗？

骨质疏松真的离你很远吗？可以说，骨质疏松是一种自然衰老的表现，几乎人人都会发生。但是，这种衰老并不是不能改变的。一般人从30岁开始，身体的各个器官就会开始出现一系列退化，骨骼也不例外，女性发生得更快。近年来年轻的都市女性中患骨质疏松的人越来越多，乱减肥、怕日晒、少运动是主要原因。随着人口老龄化的加剧，骨质疏松症已成为一个常见的临床问题。目前我国已是世界上拥有骨质疏松症患者最多的国家，约有患者9000万，占总人口的7%。

一、什么是骨质疏松症？

对于骨质疏松症，有些人认为老了就会有骨质疏松症，是人体的正常退化，没必要治疗。但事实上，有些人可能打个喷嚏或者咳嗽就会骨折，你真的了解骨质疏松吗？它是由多种原因导致的一种全身代谢性骨骼疾病，主要病理特征为骨微观结构改变，使得骨量减少、质量降低，易于发生骨折。世界卫生组织将其定义为：一种以骨量减低、骨组织微结构损坏，导致骨脆性增加、易发生骨折为特征的全身性骨病。老百姓常说的就是骨密度下降，骨头不像以前致密坚实，变得疏松啦。

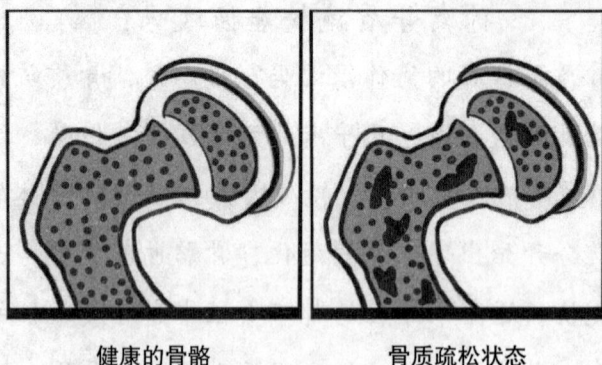

健康的骨骼　　　　　　骨质疏松状态

健康人群骨骼与骨质疏松患者骨骼比较

二、骨质疏松常见分型有哪些?

骨质疏松还分型？当然啦，骨质疏松根据衰老、绝经后、药物、其他疾病等不同因素，在临床上可分为原发性骨质疏松症、继发性骨质疏松症和特发性骨质疏松症，原发性骨质疏松症又可以分为绝经后骨质疏松症（Ⅰ型）和老年性骨质疏松症（Ⅱ型）；继发性骨质疏松症常见于有某种疾病或长期服用药物引起的骨质疏松症，如类风湿性关节炎、糖尿病、甲状腺功能亢进、肝病、肾病或者长期服用激素类药物、抗癫痫药物等导致的骨质疏松症；特发性骨质疏松症分为特发性青少年骨质疏松症、特发性成年骨质疏松症和妊娠哺乳期骨质疏松症。

（一）原发性骨质疏松症的分型

1.绝经后骨质疏松症

绝经后骨质疏松症（POP）是经后妇女常见的全身代谢性骨科疾病，属于Ⅱ型原发性骨质疏松症，通常疾病发生在妇女绝经后5~10年内。绝经后妇女雌激素水平下降明显，雌激素有维持骨量的作用，故绝经后易患骨质疏松。由于雌激素缺乏导致骨量减少及骨组织结构变化，使骨脆性增多易于骨折，以及由骨折引起的疼痛、骨骼变形等并发症，显著地增加了患者的致残率甚至是死亡率等问题，严重影响中老年女性的身体健康水平及生活质量。

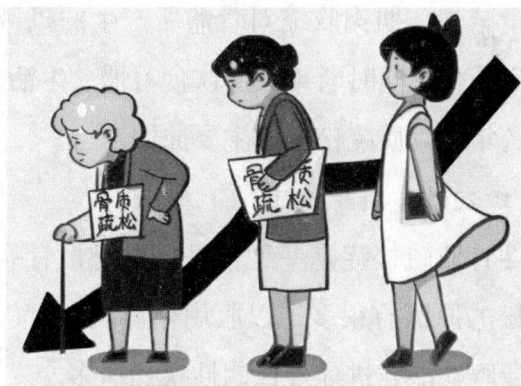

不同时期女性身高变化情况

绝经后骨质疏松症主要病因有：绝经后女性雌激素的水

平骤降；卵巢切除、绝经过早的女性；有骨质疏松家族史；维生素D缺乏、钙摄入不足的女性；绝经后不及时补钙的妇女等；大量吸烟、过度饮酒、饮过多咖啡、光照减少也可诱发本病。

2.老年性骨质疏松症

老年性骨质疏松症（SOP）作为原发性骨质疏松症的一种，属于Ⅰ型原发性骨质疏松症，通常是指70岁以上老年人发生的骨质疏松，其病理过程是骨吸收与骨形成同时降低，而以骨形成降低为主，是典型的退化性疾病，随着年龄增大，患病风险随之增高。

随年龄的增加导致机体对钙的吸收能力下降，肾功能减退引起钙的排泄增加、重吸收减少及机体维生素D代谢降低等，同时随着年龄老化，成骨细胞功能下降，也是发生老年性骨质疏松症的主要原因。此外，随着年龄老化，老年人群日常活动量减少，肌肉收缩对骨骼所产生的机械性刺激及应变量也相应减少，同时老年人群饮食习惯、生活习惯等因素，也是发生老年性骨质疏松症的主要原因。

（二）继发性骨质疏松症

继发性骨质疏松症是一种常见的全身性骨病。引起继发性骨质疏松的原因有很多，以服用糖皮质激素、慢性肾脏疾病、甲状旁腺功能亢进症等代谢性疾病居多。

1.糖皮质激素引起的骨质疏松症

糖皮质激素引起的骨质疏松症（GIOP）是最为常见的继

发性骨质疏松，可发生于任何年龄，其发病率居第三位，仅次于绝经后及老年性骨质疏松症。研究发现，服用糖皮质激素前6个月大约会有6.4%的骨量流失，但停止应用糖皮质激素治疗后流失的骨量很难完全恢复。由于发病原因不同，造成骨量流失的特点也各异，因此需要有针对性的治疗方案。

2. 特发性青少年骨质疏松症

特发性青少年骨质疏松症（IJO）是骨质疏松中最为少见的骨代谢疾病，全世界报道的病例数较少，是发生于先前身体健康的儿童身上的一种病因不明的、主要表现为骨质疏松症的疾病。无明显的男女性别差异及家族遗传倾向，通常是一种自限性疾病，在青春期之后缓解。但在某些情况下可导致严重的畸形和功能障碍。特发性青少年骨质疏松症通常发病较急，大多病程在2~4年，患者患病期间会发生多处骨折及停止生长，随着病程发展，疾病会自然缓解。疾病后期患者中轴骨和四肢骨均可受累，常常出现背痛、足及髋部疼痛、四肢骨痛、肌力下降、自由运动受限等症状，严重者受到轻微碰撞就会出现骨折，特别

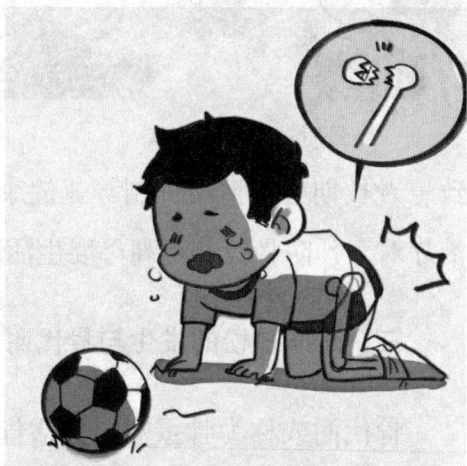

青少年特发性骨质疏松症

是干骺端易发生骨折。

3. 妊娠哺乳相关性骨质疏松症

妊娠哺乳相关性骨质疏松症（PLO）特指发生在妊娠和哺乳期的一种非常罕见的骨质疏松症，世界人口发病率为4/100 万。1955 年首次报道，国内相关报道较少，大多以个案报道形式为主，具有详细报道的不足 10 例。通常在首次妊娠晚期出现腰背痛、下腰部、臀部或下肢的剧烈疼痛，日常活动受限；同时，也有患者首先出现髋关节疼痛、行动受限等症状。极大地降低了母亲及婴儿的生活质量及生活水平，对母婴关系产生消极影响，甚至导致患者长期处于情绪抑制等亚健康状态。因此，早期诊断和治疗对于预防骨折和提高母婴生活质量及水平至关重要。

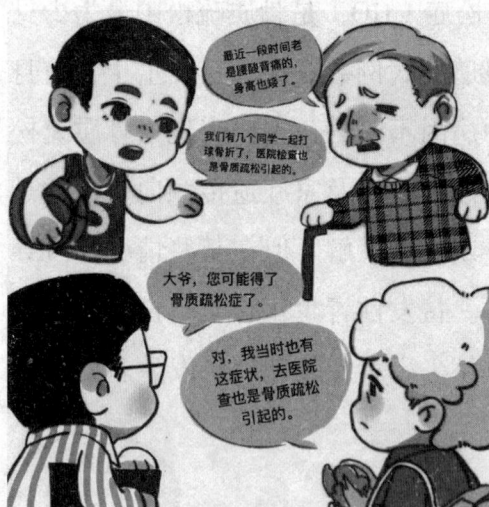

骨质疏松可疑症状

三、骨质疏松的发生与骨代谢

骨代谢或称为骨重塑，包括骨合成与骨分解。是指各种生理和机械应力伴随骨骼的不同功能适应而产生的动态平衡结果。骨代谢过程是骨组织自身不断更新的过程，从出生、成长、发育成熟到衰老，骨骼不间断地重复着陈旧骨清除及新骨形成的骨重建过程，经历着骨量增长、骨质改善到骨量减少、骨质衰退的历程。骨代谢并不一定是骨质疏松，骨代谢疾病一般包括骨质疏松、内分泌骨病、变形性骨炎、遗传性骨病等，其中骨质疏松是最常见的全身代谢性骨病。

骨代谢性疾病主要是破骨细胞与成骨细胞形成多模式相互作用。骨代谢通过在宿主体内释放钙和磷，导致骨微结构和骨的完整性恢复至新的平衡状态。当骨代谢失衡时多表现为骨骼疼痛、腰背酸痛症状，尤其对于老年人，大部分都会出现骨质疏松，其无明显的表现，可能夜间翻身、起床时出现腰背酸疼。

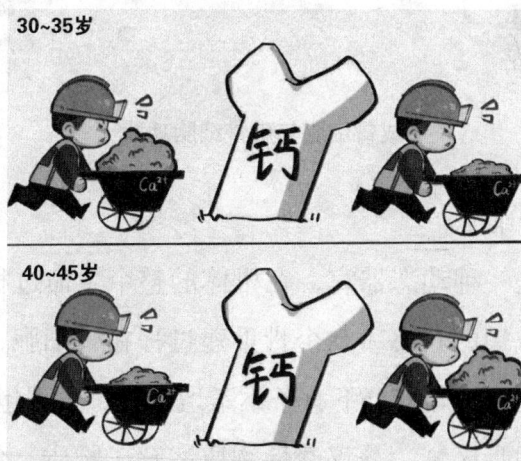

骨代谢情况

打个比喻，骨头就像一栋楼房，其中住着两个冤家，故事呢，得从阿成（成骨细胞）和大破（破骨细胞）这对冤家说起。大破呢，是个拆迁小能手，总是喜欢拆掉旧的骨质，而阿成是个干活小能手，喜欢合成新的骨质，这样一拆一补，我们的骨质也就得到了更新。但是由于年龄或者其他因素，大破拆迁的速度越来越快，而阿成合成的速度越来越慢，这样就发生了骨质疏松。

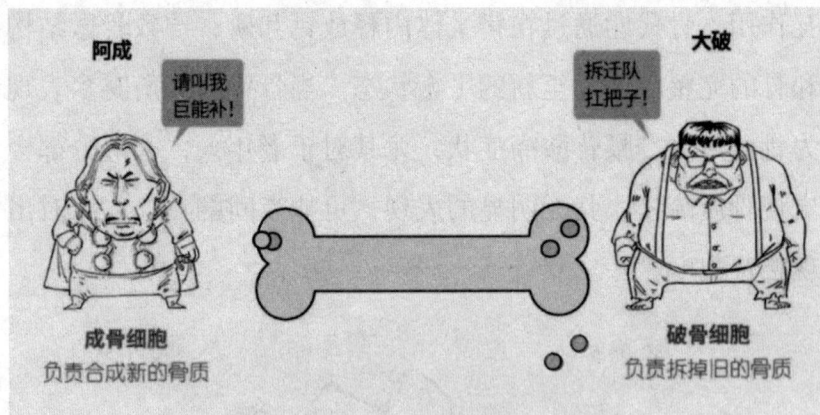

成骨细胞与破骨细胞功能

1. 成骨细胞

骨骼是一种动态器官，在机体的整个生命过程中处于不断改建或重塑的状态。整个骨重建过程在骨细胞、成骨细胞和破骨细胞的协调配合下有条不紊地进行，过程包括：破骨细胞贴附在旧骨区域，分泌酸性物质溶解矿物质，分泌蛋白酶消化骨基质，形成骨吸收陷窝；其后，成骨细胞移行至被吸收部位，分泌骨基质，骨基质矿化而形成新骨。破骨与成骨过程的平衡是维持正常骨量的关键。成骨细胞是骨形成的主要功能细胞，负责骨基质的合成、分泌和矿化。

2.破骨细胞

骨质疏松的发病机制主要为骨重建动态平衡被破坏，成骨细胞与破骨细胞功能失衡，导致骨代谢失衡，骨吸收加快，骨形成减少，最终造成骨吸收远大于骨形成，净骨量丢失。骨质疏松的形成与成骨细胞和破骨细胞二者在体内的动态平衡密切相关，其中破骨细胞主要介导骨吸收，在骨骼的形成和骨密度的调节中发挥着重要作用，其主要功能是吸收旧骨质。骨吸收增强导致骨小梁变细、变薄甚至断裂，骨微结构发生变化。在病理状态下，多种因素促进破骨细胞的形成，使骨代谢失去平衡，导致骨组织过度吸收。

四、骨质疏松的发病情况及社会危害

骨质疏松症作为退化性疾病，随着年龄的增长，其患病风险及患病率显著增高，骨质疏松性骨折发生风险亦显著增高，已成为仅次于心血管疾病和糖尿病的第三大慢性疾病，临床将其称为"沉默的杀手"。随着人口老龄化问题不断突出、人类寿命不断延长及人口结构不断改变，骨质疏松及骨质疏松性骨折发病率逐年上升，其高发病率、严重的并发症及较高的治疗费用给家庭及社会带来了严重的经济负担，同时严

重消耗了国家有限的医疗资源，已成为全球瞩目的公共健康问题。

根据国家卫健委 2018 年发布的调查结果显示，中国 50 岁以上的人群骨质疏松患病率为 19.2%，65 岁以上人群患病率达到 32.0%，其中女性明显高于男性，农村居民明显高于城市。在不同地区和民族之间骨质疏松患病率存在差异。我国居民骨质疏松及骨质疏松性骨折的发生率高，但认知严重不足，调查显示我国 40～49 岁及 50 岁以上骨质疏松患者的知晓率分别为 0.9%、7.0%。由于居民对骨质疏松危害认识不足，使得骨质疏松知晓率低，发生严重并发症时才进行治疗，延误了骨质疏松防治的有利时机。

骨质疏松的危害性还在于多数人无明显症状，随着年龄增长，骨钙在不断流失，一旦出现症状，骨钙丢失常在 50% 以上，短期难以治愈。或许初期许多患者感觉不到自己已经有了骨质疏松的症状，但是随着年龄的增长及钙不断流失，这种症状会越来越明显。所以必须要进行及时的检查治疗，才不会让骨质疏松影响患者一辈子。骨折是骨质疏松症引起的最严重后果，骨折可导致残疾、劳动力丧失、生活不能自理，甚至死亡。住院费和医疗保健费用高，给社会和家庭带来了很大的负担，这些都会严重影响老年人的生活质量，给家庭、社会带来严重的危害，因此骨质疏松症是一个社会问题，已引起世界各国政府的重视。骨质疏松症有这么大的危害，你是不是感觉到很惊讶呢？了解了这些危害之后，希望在以后的生活当中一定要重视该病的治疗，避免疾病给身体健康带来更多的影响。

五、骨质疏松的中医认识

有些老年人被查出骨质疏松后，听亲朋好友说中医效果好，被建议服用六味地黄丸；有人觉得中医讲究辨证论治，又不敢轻易服用。接下来我们看看中医对骨质疏松是如何辨证论治的。

（一）骨质疏松名称认识

中医学对骨质疏松症病名无明确的记载，但依据其临床症状、体征及中医病机分析等，将其归属于中医"骨痹""骨萎""骨枯"等范畴。

（二）骨质疏松的发病认识

1. 肾精亏虚

《黄帝内经》首次将中医"肾"对骨的调控作用精辟概括为"肾主骨"，说明肾在骨骼发育、生长、代谢中的生理作用。《灵枢·经脉》记载："足少阴（肾经）气绝则骨枯……骨不濡则肉不能著也。""肾精亏虚"多数是由于老年体衰、肾精亏损，或先天禀赋不足，或久病损耗、后天失养所致。肾精亏虚导致骨髓化源不足，则骨枯髓空，引起骨骼失养，从而发生骨质疏松症。

2. 脾虚湿困

《素问·太阴阳明论》曰:"今脾病不能为胃行其津液,四肢不得禀水谷气,气日以衰,脉道不利,筋骨肌肉,皆无气以生,故不用焉。"中医理论认为脾为后天之本,后天人体的水谷精微皆赖于胃的腐熟、脾的运化与输布,脾气得运,则气血化生有源,人体骨骼得以濡养;反之,则人体气血化生不足,筋肉、骨骼无以濡养,筋脉不润、机关不利,最终则可导致骨质疏松症的发生。"脾主肌肉""骨肉不相亲"是祖国医学整体观念、宏观一体论的具体体现,也是对脾—肌肉—骨骼—骨质疏松性骨折间关系的最好诠释。

3. 肝筋失养

中医认为肝主藏血、调节血量,主疏泄畅达气机,主筋司运动等均与肢体筋骨的强健有密切关系。《血证论》:"木之性主于疏泄,食气入胃,全赖肝木之气以疏泄之,而水谷乃化。"表明肝能够促进脾胃化生水谷精微。"木能疏土脾滞以行",肝主疏泄,为刚脏,喜条达恶抑郁,脾主运化,属阴土,易凝滞,肾藏精主骨的生理功能,有赖于脾胃化生后天水谷精微的充养,肝助脾运化后天水谷之精以养筋健骨,同时肝主疏泄,促进气血的运行使血不得瘀,气血运行通畅,筋骨得以濡养而强健,有效地预防了骨质疏松症的发生。

4. 气滞血瘀

清代王清任《医林改错》记载:"……元气既虚,必不能大于血管，血管无气，必停留而瘀。"认为气虚血流不畅则成瘀，而血瘀亦是骨质疏松症的加重因素。血瘀是骨痿骨折发病的基础，气虚而血络不通致瘀血阻滞，瘀久化毒，病理产物堆积，机体气血阴阳运化失常，脏腑功能紊乱，导致骨密度降低，表现为骨组织微结构破坏，故采用补肾填精、健脾益气、活血化瘀之法，虚瘀毒三者兼顾论治，有效防止骨折发生。气血作为人体活动的物质基础，贯通人体周身上下，

小链接

治疗骨质疏松常用中药

名称	功效	名称	功效
淫羊藿	补肾阳，强筋骨，祛风湿	当归	养血活血，润肠通便
补骨脂	补肾助阳，纳气平喘，温脾止泻	蛇床子	温肾壮阳
骨碎补	补肾强骨，活血止痛	墨旱莲	滋补肝肾，凉血止血
杜仲	补肝肾，强筋骨	菟丝子	补益肝肾，固精缩尿
山茱萸	补益肝肾，收敛固涩	熟地黄	补血滋阴，益肾填精
女贞子	滋补肝肾，明目乌发	桑寄生	祛风湿，补肝肾，强筋骨
续断	补肝肾，强筋骨，续骨折	巴戟天	补肾阳，强筋骨，祛风湿
黄芪	补气升阳，生津止血，行滞通痹，固表止汗	葛根	生津止渴，升阳止泻
牛膝	活血通经，补肝肾，强筋骨，利尿通淋，引火（血）下行	丹参	活血祛瘀，通经止痛，清心除烦，凉血消痈

激发推动机体的功能活动，参与脏腑功能的新陈代谢，抵御外邪侵袭。气血不足则人体失去物质基础，人体功能失去防御，邪气易袭，导致各种疾病发生。气滞则血行不畅，血脉瘀阻，经络不通，病毒邪气积聚不散，骨质疏松发病率升高。而中医"不通则痛""不荣则痛"正是气血亏虚与气滞血瘀导致人体发病的体现。这说明血瘀是骨质疏松的重要促进因素。

综上所述，骨质疏松的病因病机主要涉及五脏中的肝脾肾，尤以三者的虚损为主，肝虚疏泄失司、脾虚健运失常、肾虚精血不足，又可致血瘀产生，血瘀作为三者的病理产物，又可单独致病，因此骨质疏松的发病是多个病理因素相互影响的结果。

（三）中医体质与骨质疏松发病的认识

近年来大量研究表明，中医体质及疾病的发生发展及转归有着密切的关系，同时影响着疾病的易感性、中医证型及疾病传变。王琦教授在中医理论及历代研究的基础上，将体质分为阳虚型体质、痰湿型体质、阴虚型体质、特禀型体质、湿热型体质、平和型体质、气郁型体质、气虚型体质及瘀血型体质等9种。骨质疏松症与中医体质学说的相关研究日渐增多，研究结果显示，气虚型体质、阳虚型体质、阴虚型体质发生骨质疏松症的风险显著高于其他体质类型，同时，骨质疏松症的发病受地域影响，不同地区不同体质类型发病各有侧重，如华北地区、华东地区骨质疏松症患者多以气虚型体质与阴虚型体质为主，而中南地区、西北地区骨质疏松症患者多以气虚型体质与阳虚体质为主。

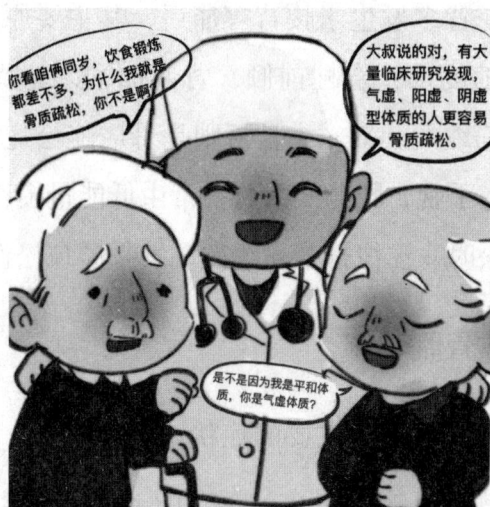

不同中医体质与骨质疏松症

第二节 骨质疏松有怎样的表现

"我想问下，没骨折过，就不会是骨质疏松了吧？"不不不！"没骨折，就不要紧"这样的思想误区很危险。

早期骨质疏松症没有明显的临床症状，因此被称之为"静悄悄的疾病"。后期患者常会出现腰背酸痛、弯腰驼背、发生骨质疏松性骨折，尤其是老年髋部骨折，5年内的死亡率高达20%，因此也被视为躲在隐秘角落里的"沉默的杀手"。当出现腰背疼痛、弯腰驼背以及非暴力性的脆性骨折时，就说明你很可能已经被这个"沉默的杀手"盯上了。疼痛是骨质疏松最常见症状，以腰背酸痛多见，疼痛会向脊柱两侧扩散，而弯腰驼背多发生于腰背疼痛后，其主要原因是骨质疏松后脊柱压缩变形，脊柱前倾，背曲加剧，驼背曲度加大，导致身高平均缩短 3~6cm。骨折则是骨质疏松症的最严重并发症，好发于手腕、腰背及大胯，常由低能量损伤诱发导致，严重骨质疏松时，往往打个喷嚏便诱发骨质疏松性腰椎骨折。

一、身体骨骼疼痛

疼痛是最常见、最主要的症状。表现为颈、肩、腰、背部全身性疼痛和不适、乏力等，晨起较重，活动后缓解，活动量过大或劳累过度则疼痛加重。骨质疏松症患者由于骨转换过快，导致骨小梁破坏、消失、骨皮质破坏等均引起全身不同部位疼痛，如腰背酸痛、踝关节痛、足跟痛等。最常见的为腰背酸

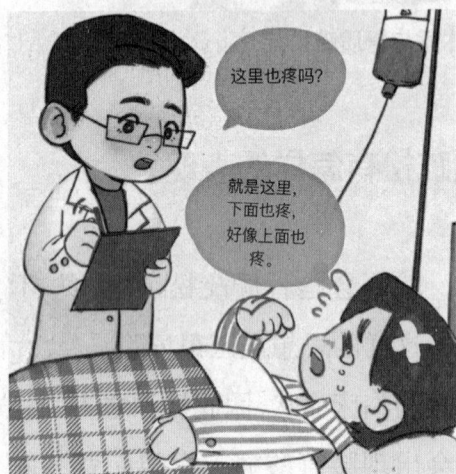

骨质疏松临床症状——**身体骨骼疼痛**

疼，通常腰背疼痛遍及整个脊柱或者仅限局部，偶尔可向下肢放射，仰卧、坐位时疼痛缓解，或久站、久坐、弯腰、咳

嗽时疼痛加重。在骨质疏松症晚期发生脊柱骨折时剧痛难忍。

二、驼背、身高变矮

身高缩短、驼背通常发生在疼痛之后，随着老年人骨量流失及骨质疏松症的发展，椎体发生骨质疏松后引起椎体骨折而被压扁，身高随之越矮。正常椎体前缘部分负重交

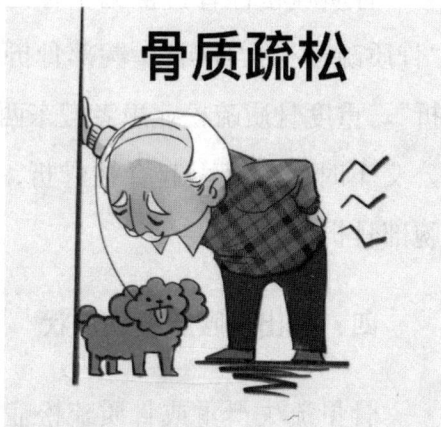

骨质疏松临床症状——身高缩短、驼背

大，随着年龄不断增长，骨量流失加剧及骨质疏松症日渐明显，椎体前缘负荷量日渐增加，易于形成椎体前缘压缩性骨折，脊柱向前弯曲，导致脊柱曲度加大而形成驼背。

三、易发生骨折

骨折为骨质疏松症最常见、最严重的并发症。通常患者在轻微的碰撞、跌倒等过程中会出现不同程度的骨折，甚至咳嗽都能引发骨折。骨质疏松症患者体内骨骼就像是被虫子侵蚀的树木，只

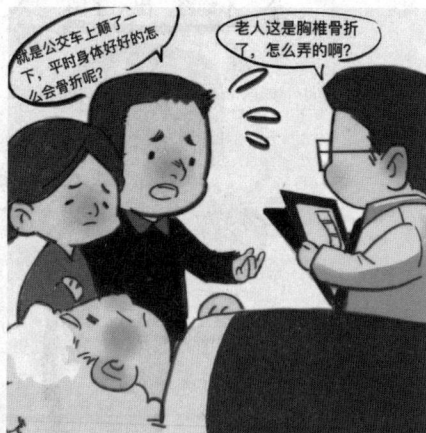

骨质疏松临床症状——易于骨折

要有轻微的碰撞就会发生骨折。

骨质疏松性骨折常见于脊柱、髋部及手腕部，常被称为"骨质疏松三大骨折"，髋部骨折更被称为"人生最后一次骨折"。重度骨质疏松症患者搬东西、弯腰时发生脊柱骨折，坐公交车时因颠簸引起脊柱骨折，行走不稳跌倒时发生髋部、腕部骨折等。

四、常出现腰膝酸软症状

骨量流失严重或骨质疏松症患者常见腰膝酸软、肢体乏力、腿脚拘挛，严重者可出现步履艰难等症状，会严重影响患者的生活质量及生活水平。

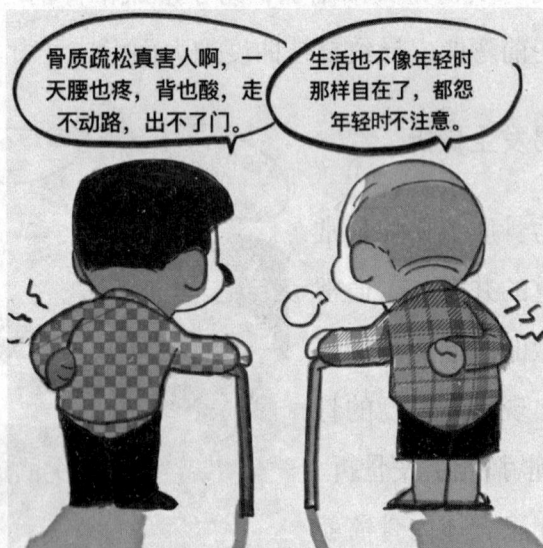

骨质疏松临床症状——腰膝酸软

五、心理状态异常

骨质疏松对生活质量和心理的影响也不能忽视。有的患者会因为骨质疏松、胸腰椎压缩性骨折而驼背（老百姓称呼的"罗锅"），反复背部酸胀疼痛，既影响个人形象，也影响生活质量；有的患者曾经因为坐车颠簸、弯腰捡东西甚至

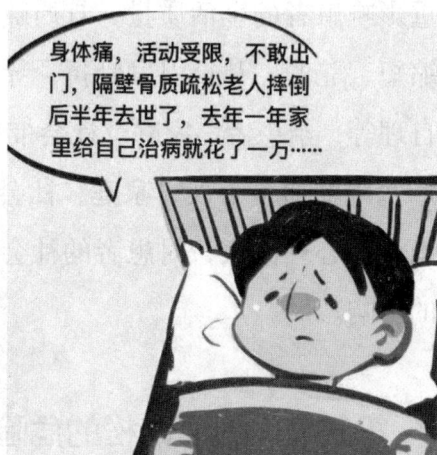

身体痛，活动受限，不敢出门，隔壁骨质疏松老人摔倒后半年去世了，去年一年家里给自己治病就花了一万……

骨质疏松临床症状——异常心理状态

是打了个喷嚏，就发生了骨质疏松的脆性骨折，不仅身体承受伤痛，心理上也会有恐惧感。

具体来说，因骨质疏松症常见的腰膝酸软、腰背部疼痛等症状，甚至是骨折等并发症带来的高致残率、致死率及高昂的治疗费用所产生的异常心理状态，患者常常表现为恐惧、焦虑、抑郁、自信心丧失等，日常生活中常常忽视骨质疏松症对患者带来的心理状态的危害。老年患者随着病情的加重，独立自主生活能力逐渐下降，以及骨折后长期在家休养，缺少与外界接触和交流等均会导致患者产生巨大的心理负担。日常生活中应当重视和关注骨质疏松症患者的心理异常，必要时及时予以相关治疗。

随着人口老龄化问题日渐突出及人均寿命不断增长，骨质疏松症作为老年疾病备受社会关注，其危害极大。首先严重影响患者的生活质量，骨质疏松症持久的全身疼痛，身高缩短、驼背，甚至引发骨折，导致跛行甚至瘫痪，生活不能自理等，给患者、家庭及社会带来严重的社会负担；高昂的治疗费用增加了个人、家庭、社会的经济负担；同时严重影响患者的心理健康，对患者的社会交流、生活情绪均具有严重的影响。

第三节　骨质疏松的危险因素，你占了几个？

骨质疏松症的危险因素，你真的知道吗？

骨质疏松症的发病因素较多，常见的主要有遗传因素、年龄和性别因素、体质因素以及饮食失宜、起居失常、劳逸失度、情志失调、其他因素等，导致激素水平紊乱、骨代谢局部调节因子调控功能障碍、钙摄入减少而发生骨质疏松症。

小链接

如果将我们的骨头比作一栋房子，若拆迁的速度快于建筑速度时，则会导致房子缺梁少柱，也就是骨头变的结构稀松、质量不佳。正如我们体内一旦骨吸收大于骨形成，骨骼的内部结构将变脆弱，从而引发骨质疏松症。

一、遗传因素

遗传因素是影响骨量多少、丢失速度以及骨质疏松症形成的因素之一，对评估骨折风险性具有重大意义。遗传因素主要影响骨骼大小、骨量、微结构和内部特性。峰值骨量的60%~80%由遗传因素决定，多种基因的遗传变异被证实与骨量调节相关。

相关的科学研究发现，青年女性骨密度与其母亲的骨密度水平显著相关，有骨质疏松病史的家族，其后代骨质疏松的发病率相对较高。同时，人种之间也有显著的差异性，如黄种人和黑种人患骨质疏松的概率明显低于白种人。

二、老年因素

随着我国老年人口比例的迅速增加，因老龄化所引起的骨质疏松发病率逐年上升。老龄化越来越严重，骨质疏松的发病率也因此逐年上升，其主要原因包括以下几个方面：

1. 老年人的性腺分泌功能退化，如雄激素、雌激素、甲状旁腺激素以及降钙素等水平的下降。

2. 老年人因为脾胃功能的衰退，导致饮食减少，钙量摄取不足，加上室外活动少、日照少，维生素 D 合成不足。

3. 老年人肢体功能的退化，平时肌肉缺乏锻炼，骨骼内血循环减少，骨骼的钙容易被移除，增加了患骨质疏松的概率;各器官退变，器质性疾患增多，各种慢性疾病增加患骨质疏松的风险。

4. 由于老年人的骨质疏松，加上其运动迟缓，反应迟钝，视、听能力减退，摔倒等以外损伤更容易发生，这些都是老年人容易发生骨质疏松性骨折的原因。

三、内分泌因素

内分泌因素主要是通过体内分泌的激素来干预和调节人体的骨吸收和骨破坏，并维持两者的平衡关系。主要包括性激素、甲状旁腺激素等。

1. 雄激素的减少是引起骨质疏松的重要因素之一，主要是老年人机体性腺分泌水平下降所引起。雄激素可促进骨形成，其分泌减少，直接导致骨形成和骨吸收的动态平衡被打破，尤其是增加老年男性的骨质疏松发病率。

有研究表明，男性随着年龄增长，体内睾酮水平减低导致骨量流失加快，特别是 45 岁左右，睾酮水平明显下降，骨量流失进一步加快，骨质疏松症患病风险显著增加。

2. 雌激素是女性最为重要的性激素，它具有促进骨形成和抑制骨吸收的作用，从而对维持骨密度、提高骨量起到促进作用。女性的雌激素并不是一直保持高水平状态。50 岁之后，大多数女性将面临一个特殊生理时期——绝经期，在绝经期，机体将发生显著变化，卵巢功能减退，雌激素水平降低。

雌激素水平的下降可使女性骨量的丢失更快，因此，女性进入绝经期后，雌激素水平很大程度上受到绝经的影响，特别是绝经后5年期间，这个时候骨吸收显著增强，是骨量流失最严重的时期，也是骨质疏松症的高发期。因此，最初5年中，要特别注意对骨量丢失的监测，一旦发现异常，应尽早就医，以免发展为严重骨质疏松，影响生活质量。

3.甲状旁腺素及降钙素水平都和骨质疏松症的发生有着密切的关系。甲状旁腺素是维持人体血钙浓度正常的重要激素，可促进人体骨的形成，并抑制骨的吸收，所以调控甲状腺旁素水平是目前治疗骨质疏松症的重要选择。

四、慢性疾病影响

许多内分泌疾病如甲状腺功能亢进症、库欣综合征、糖尿病、类风湿性关节炎等，都可引起或诱发骨质疏松症。其中甲状腺疾病作为常见的内分泌疾病，是影响骨代谢的重要疾病之一，甲状腺激素分泌正常可以促进骨骼的生长发育和重塑，直接或间接影响骨代谢。现有大量研究表明，部分甲状腺疾病如甲亢、甲状腺功能减退症，主要致病原因就是甲状腺激素分泌过多或过少，干扰了骨的正常代谢，增加了骨质疏松和骨折风险，临床尤应重视。

脂代谢紊乱是代谢综合征的重要组成部分，相关研究表明，脂代谢和骨代谢之间关系密切，当脂代谢异常发展到一定程度会引起骨代谢异常，导致骨质疏松、骨性关节炎、骨质流失等骨代谢性疾病的发生，是骨质疏松发生的重要诱因。

慢性活动性肝炎、酒精性肝硬化、原发性胆汁性肝硬化等慢性肝病易诱发代谢性骨病，其中以慢性淤胆性肝病包括原发胆汁性肝硬化、原发硬化性胆管炎发生代谢性骨病最为常见。

2型糖尿病、慢性支气管炎等与骨质疏松症的总患病率密切相关。另外，多发性骨髓瘤、白血病、淋巴瘤、肥大细胞增多症及各种恶性肿瘤骨转移等全身性疾病，也都能导致人体骨代谢异常，加速骨量流失，降低骨小梁数量及质量，诱发骨质疏松症。

关于慢性疾病影响骨质疏松的发生，要做到早诊断、早预防、积极治疗原发病，从而预防骨质疏松的发生。

五、药物影响

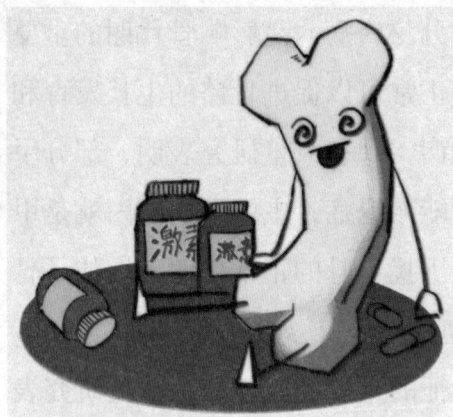
药物对骨质疏松的影响——激素

有许多药物可以引起骨质疏松，骨丢失的程度与用药剂量和用药时间长短成正比。糖皮质激素是引起药物性骨质疏松的最常见原因，服用糖皮质激素6个月以上的患者，几乎50%发生了骨质疏松。

长期大量应用糖皮质激素所造成的骨质疏松症的发病率仅次于绝经后妇女骨质疏松症及老年性骨质疏松症，居于第3位。在经糖皮质激素治疗的男性和女性患者中，骨矿物质密度逐渐减低，而椎体骨折的危险性显著增高。

此外，长期使用的华法林、肝素等抗凝药通过抑制骨形成、促进骨吸收等引起骨质疏松；抗癫痫药能够通过降解维生素D抑制钙吸收及降钙素缺乏等引起骨质疏松；许多肿瘤化疗药通过影响骨代谢导致骨质疏松的发生，如大剂量应用甲氨蝶呤、环磷酰胺、阿霉素等药物会引起骨质疏松。

六、不健康的生活方式

日常不健康的生活、行为方式与骨质疏松症的发生关系密切，主要有以下几个方面：

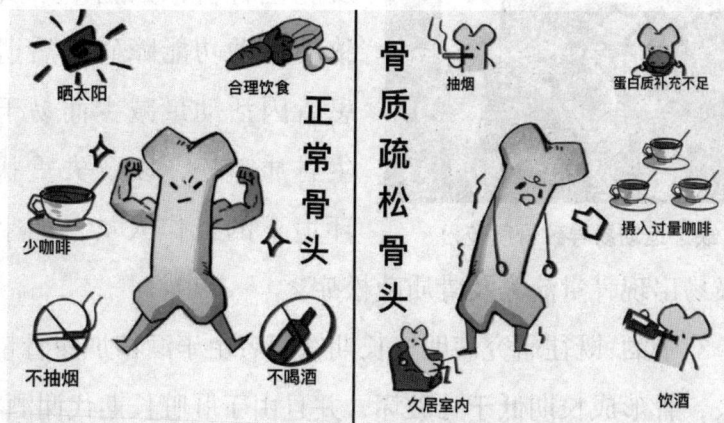

骨质疏松的影响因素

1. 缺乏光照:骨组织的正常代谢和钙在肠道中的吸收均离不开光照，阳光照射人体后会产生大量具有活性的维生素 D，能够促进钙在肠道的吸收。缺少户外活动及光照，容易导致骨质疏松症的发生。

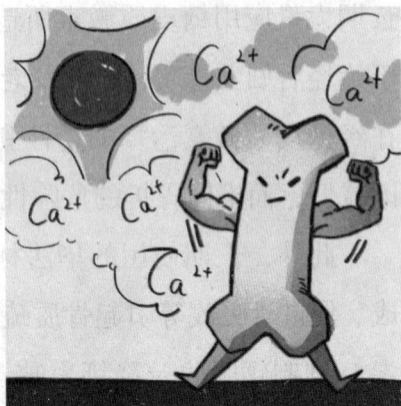

多晒太阳有助于骨骼健康

2. 缺乏运动锻炼:大家都知道，锻炼是强身健体的最好方式，通过锻炼，肌肉对骨组织产生机械刺激，进而骨骼健壮。运动能够促进骨代谢，增加骨骼强度，缺乏锻炼则骨骼松脆，易于发生骨质疏松症及脆性骨折，如脑卒中所导致的运动功能障碍的后遗症患者因活动量减少而易于发生骨质疏松，以及失重状态环境下的工作人员，如宇航

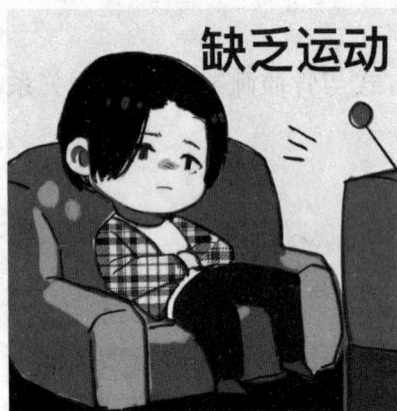

缺乏运动易导致骨质疏松

员极易出现骨量流失及骨质疏松症。

3. 嗜酒:既往研究表明，长期饮酒者由于酒精加速骨量的丢失，骨形成长期低于骨破坏，并且由于肝脏长期代谢酒精，影响肝功能，致使维生素 D 的合成减少，妨碍钙的吸收，导

致骨质疏松症的发生。相关研究显示，无论男性或女性，嗜酒均会增加骨质疏松性骨折的风险。

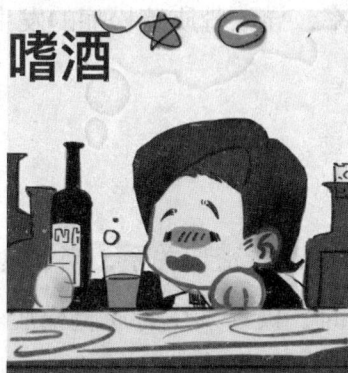

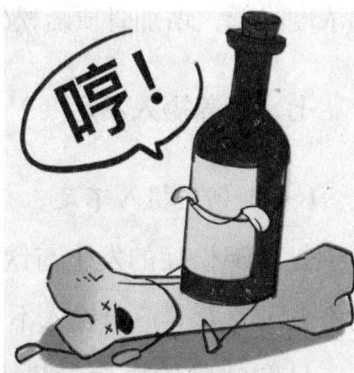

大量饮酒易导致骨质疏松

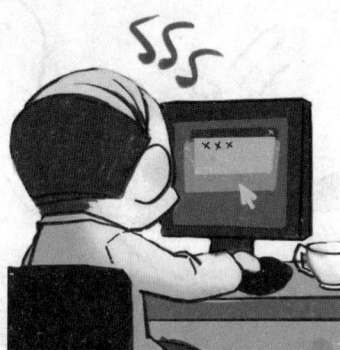

4.吸烟:研究显示,长期吸烟人群由于香烟中某些物质(如尼古丁)可促进骨吸收,加速骨量的丢失;同时,香烟还可降低雌激素水平,尤其是绝经后的吸烟女性群体。吸烟人群的骨质疏松发病率与吸烟的量和烟龄呈现明显的正相关性。此外吸烟人群钙的吸收也会减少,导致骨质疏松症的发生。

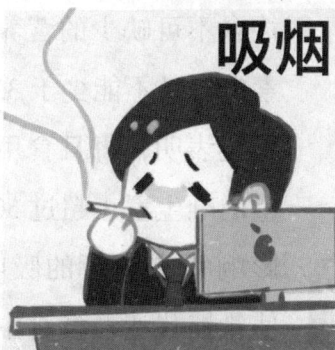

大量吸烟易导致骨质疏松　　　　长期熬夜易导致骨质疏松

5.由于目前社会生活节奏加快，年轻人的压力增大，长期的不规律休息、熬夜、喝咖啡及过咸饮食等，都会使得血钙浓度降低，增加骨质疏松发病率，导致骨质疏松症的发生。

七、营养摄入不足

（一）钙质摄入不足

骨质疏松症的发生与饮食营养有着密切关系，当饮食结构不合理、营养成分摄入不平衡时，极易发生骨质疏松症。

日常饮食中钙含量摄入不足是引起骨质疏松症发生的重要原因之一。研究显示，我国老年人平均钙摄入量不足500mg，明显低于我国营养膳食学会标准的800mg。钙的缺乏导致骨吸收加快及甲状旁腺激素分泌增加，钙摄入不足人群易发生骨质疏松症。

（二）食盐和纤维素摄入过多

纤维素作为日常饮食不可缺少的营养元素，每日不能少于35g。研究表明，每日食用过量的维生素（超过50g）影响钙在肠管的吸收，使骨骼代谢及发育中缺乏钙，进而加速了骨质

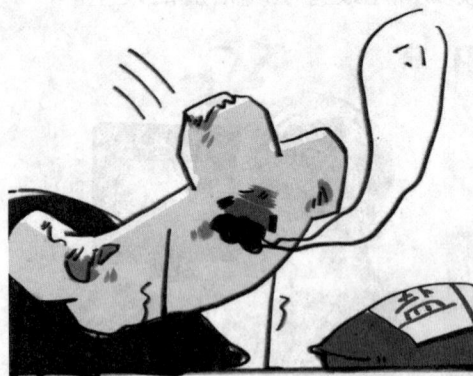

过量摄入食盐易导致骨质疏松

疏松症的发生。亦有研究显示，骨质疏松症的发生与每日食用盐量间存在密切的关系，食盐摄入量越多，钙流失速度也越快，亦加速了骨质疏松症的发生。

（三）蛋白质过少

蛋白质是人体的重要营养素，每日饮食中必须保证足够的蛋白质含量，既不能过多，也不能过少，过量或不足的蛋白质含量对人体健康都会产生十分不利的影响。长期蛋白质缺乏造成骨基质蛋白合成不足，骨骼的生长发育就会受到影响，骨骼的框架结构就不够牢固，导致新骨生成缓慢；当每日蛋白质摄入量超过 2g/kg 体重时，会加速骨骼中钙的流失，加速骨质疏松症的发生。

（四）胃肠功能减弱

由于老年人胃肠功能随着年龄的增长而逐渐减弱，对日常饮食中营养物质吸收能力下降，营养流失增加，导致骨形成和骨破坏间失去平衡，易于形成骨质疏松症。

小链接

三个问题带你预防骨质疏松

第一题，每天运动量是否少于 30min（包括做家务、走路、跑步等）？体力活动少是骨质疏松的高危因素之一。适量的运动不仅可帮助你保持身体灵活，降低跌倒风险，还有助于增加骨密度。适当的负重运动（比如使用哑铃）、行走、慢跑、太极拳、瑜伽、舞蹈和乒乓球等都可以降低骨质疏松的风险。注意要循序渐进、持之以恒。被工作装满生活的你，还是要适当运动一下，提早预防骨质疏松。比如现在，立刻，马上，站起来走一走！

第二题，是否没有食用乳制品，又没有服用钙片？中国居民膳食指南建议，普通成人每日补800mg的钙，可是2010—2012年的营养监测数据显示，中国人钙摄入量只有366.1mg，可见大家在年轻时，并没有储备足够的钙！要想补钙，首选当然是奶制品，因为它是钙最良好的来源。牛奶不仅钙含量丰富，还含有促进钙吸收的维生素D、乳糖、氨基酸，这使得牛奶的钙吸收利用率很高，而且下肚轻松，无论是正餐还是加餐，咕咚咕咚就能喝几百毫升。其次是豆制品、深绿叶蔬菜等食物，如空心菜、小白菜，也都是钙的很好来源。

第三题，白天户外活动的时间是否少于10min，又没有服用维生素D？只补充钙够不够呢？不够！你还需要同时补充维生素D。充足的维生素D可增加钙在小肠内的吸收、促进骨骼矿化、保持肌力、改善平衡能力和降低跌倒风险。《中国居民膳食营养素参考摄入量速查手册》推荐，我国成人每日维生素D的摄入量为400IU

（10μg），65岁及以上人群每日维生素D的摄入量为600IU（15μg）。用于骨质疏松防治时，维生素D剂量为每天800~1200IU（20 ~ 30μg）。除了出门晒太阳外，还可以通过食物补充（富含维生素D的食物很少，主要是深海鱼、蛋黄等），以及维生素D补充剂来维持体内维生素D的水平。另外，同时补充钙剂和维生素D可降低发生骨折的风险。

看到这里，是不是感觉自己必是骨质疏松无疑了？如果您的答案均为"否"，那恭喜您，暂时没有骨质疏松的风险，但如果您已经超过40岁，建议您也要注意预防骨质疏松哦。

第四节 怎样检查骨质疏松

一、骨密度测定

骨密度检查报告单看不懂？别着急，接下来给您说"透"了！

骨密度测定是骨质疏松症诊断、骨质疏松脆性骨折风险预测、骨质疏松病程进展判断

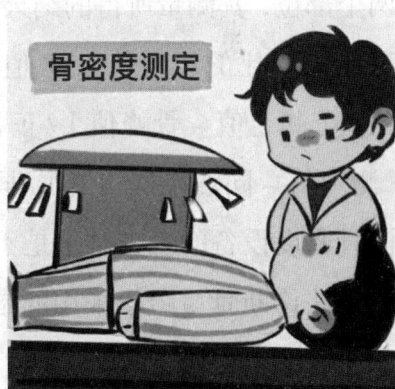

髋部骨密度测定

以及临床治疗效果评价的定量指标。目前常用的骨密度测量技术主要包括双能 X 线吸收测定法、定量 CT 骨密度测量和骨定量超声检测等。不同的测定方法在骨质疏松症的诊断、治疗效果评价及骨质疏松症患者发生脆性骨折危险性的评估中发挥着不同的作用，临床中合理充分利用适当的测定方法，有助于提高骨质疏松症的诊断正确率，有效防止病情的进一步发展，尽量提升骨质疏松症患者的生活质量。

（一）双能 X 线吸收测定法

双能 X 线吸收测定法是目前使用的骨密度测定技术中最成熟的测量方法，并被多数流行病学研究所采用，是多数临床药物研究和疗效观察采用的方法，此方法辐射剂量可忽略不计，并且其准确性、灵敏性、可重复性均较好。也是目前公认的骨质疏松症诊断的金标准。

双能 X 线吸收测定法主要测量的部位为正位腰椎和髋部两个部位，其测量所得的结果主要有骨密度绝对值、T 值（与青年人对比的相对值）、Z 值（与同龄人对比的相对值）。T 值 =（测定值 – 骨峰值）/ 正常成人骨密度的标准差，Z 值 =（测定值 – 同龄人群均值）/ 同龄人骨密度标准差。需注意不同骨密度设备的检查结果是不能直接比较的。双能 X 线吸收测定法诊断骨质疏松采用的是 T 值，应根据同种族、同性别的正常参考数据进行计算。

【注意事项】

1. 排除一些干扰因素，如去除外部可能造成伪影的物品（金属物、腰带、钱包、磁扣、拉链、饰品等）。

2. 检查前应确认近期内没有行钡餐、增强 CT、注射核素等检查。

3. 不同机器的测量结果不能直接用于比较，可经过严格的质量控制和横向校准换算后进行对比。

双能 X 线吸收测定法标准由世界卫生组织专家组制定（如表 1）。标准适用于绝经后女性和 50 岁以上男性，对于儿童、青少年、绝经前女性以及 50 岁以下的男性，其骨密度水平的判断建议采用同种族人群数据库计算出的 Z 值，Z 值 =（骨密度测定值 – 同种族同性别 / 同龄人骨密度均值）/ 同种族同性别同龄人骨密度标准差，将 Z 值 ≤ –2.0 定义为"低于同年龄段预期范围"或低骨量。健康儿童、青少年参考数据库应选用来自中国人群的数据。对于卵巢切除的女性可以等同于"绝经后女性"，采用 T 值进行判断。

表1 双能 X 线吸收仪骨质疏松症诊断标准

诊断	T 值
正常	T 值 ≥ –1.0SD
低骨量	–2.5SD<T 值<–1.0SD
骨质疏松	T 值 ≤ –2.5SD
严重骨质疏松	T 值 ≤ –2.5SD，伴脆性骨折

注：T值=（实测骨密度值–中国正常青年人峰值骨密度值）/中国正常青年人峰值骨密度的标准差（SD）

（二）定量 CT 骨密度测量

定量 CT 可以把骨皮质和骨松质分开测量，因此可以测定松质骨骨密度，更能灵敏反映早期骨量丢失和给予治疗后的骨量变化。此外，可根据受检者的具体情况在一次检测时同时完成腰椎骨密度（BMD）测量，有无椎体压缩性骨折以及腰椎间盘、椎体、附件骨关节结构和胸、腰椎椎体形态等方面的评估，可提供骨几何形态学参数。定量 CT 骨密度测量还可以用于疗效监测、骨折风险预测和骨科手术前的规划。

【优点】

1. 定量 CT 测量的骨密度是真正的体积骨密度，其测量结果不受测量区周围组织、骨骼大小、腹主动脉钙化等影响。

2. 定量 CT 可以观测骨的微结构，了解所测区域骨的几何形态特征，对骨强度的预测更有价值。

3. 定量 CT 骨密度测量不受脊柱退行性病变和增生等因素的影响，可以避免上述因素影响造成的假阴性结果。

4. 定量 CT 脊柱侧位定位像可以用于评价椎体变形，发现骨折。

【缺点】

1. 价格昂贵。

2. 测量费时。

3. 照射剂量一般为双能 X 线吸收测定法的数十倍甚至数百倍。

4.存在测量误差。

国际临床骨密度学会2007年及美国放射学院2013年建议腰椎定量CT骨质疏松诊断标准见表2。

表2 腰椎定量CT骨密度诊断骨质疏松标准

诊断	腰椎骨密度值
正常	体积骨密度>120mg／cm^3
低骨量	80mg／cm^3≤体积骨密度≤120mg／cm^3
骨质疏松	体积骨密度<80mg／cm^3
严重骨质疏松	体积骨密度<80mg／cm^3，伴脆性骨折

注:腰椎骨密度值指定量CT测量的腰椎松质骨体积骨密度,取2个腰椎椎体松质骨骨密度平均值

（三）骨定量超声检测

超声骨密度检测是一种无辐射的骨矿含量测量的方法。骨超声传导速度主要与骨的弹性、微结构和密度有关,受骨的微细结构的影响。

【适用人群】

1.儿童,特别是喜欢喝碳酸饮料的儿童。

2.孕妇,可与妊娠期对比进行骨定量超声检测,以判断骨骼健康情况。

3.其他人群。可选择性进行骨质疏松的初筛,若提示骨

质疏松高风险者，推荐进一步行双能 X 线吸收测定法（DXA）检查以明确是否可以诊断骨质疏松症。

【注意事项】

1. 检查前将双脚洗干净。

2. 检查时安静坐稳，脚必须固定，不能晃动脚跟，皮肤溃烂者不宜行此检查。

3. 不建议双腿有骨折或双腿已行关节置换的人群进行该检查。

【优点】

定量超声骨密度检测仪操作、速度快、安全可靠（没有任何射线），适用于儿童、孕妇、老年人的骨密度检查，也可用于人群体检普查。

小链接

骨质疏松预测方法（一）

如何检查自己是否是骨质疏松高危人群？接下来，我们做个小测试吧！

下表中只要有 1 个以上问题你回答的"是"，那么你骨质疏松的可能性就很大了。是否患有骨质疏松症需要检测者到医院进行双能 X 线骨密度检测仪检查来确定。

国际骨质疏松基金会（IOF）骨质疏松症风险一分钟测试题

	编号	问题	回答
不可控因素	1	父母曾被诊断有骨质疏松或曾在轻摔后骨折？	是□否□
	2	父母中一人有驼背？	是□否□
	3	实际年龄超过 40 岁？	是□否□
	4	是否成年后因为轻摔后发生骨折？	是□否□
	5	是否经常摔倒（去年超过一次），或因为身体较虚弱而担心摔倒？	是□否□
	6	40 岁后的身高是否减少超过 3cm 以上？	是□否□
	7	是否体重过轻？（BMI 值少于 $19kg/m^2$）	是□否□
	8	是否曾服用类固醇激素（例如可的松、泼尼松）连续超过 3 个月？（可的松通常用于治疗哮喘、类风湿关节炎和某些炎性疾病）	是□否□
	9	是否患有类风湿关节炎？	是□否□
	10	是否被诊断出有甲状腺功能亢进或是甲状旁腺功能亢进、1 型糖尿病、克罗恩病或乳糜泻等胃肠疾病或营养不良？	是□否□
	11	女士回答:是否在 45 岁或以前就停经？	是□否□
	12	女士回答:除了怀孕、绝经或子宫切除外，是否曾停经超过 12 个月？	是□否□
	13	女士回答:是否在 50 岁前切除卵巢又没有服用雌/孕激素补充剂？	是□否□
	14	男性回答:是否出现过阳痿、性欲减退或其他雄激素过低的相关症状？	是□否□

续表

	编号	问题	回答
生活方式（可控因素）	15	是否经常大量饮酒（每天饮用超过2单位的乙醇，相当于啤酒1斤、葡萄酒3两或烈性酒1两）？	是□否□
	16	目前习惯吸烟，或曾经吸烟？	是□否□
	17	每天运动量少于30min（包括做家务、走路和跑步等）？	是□否□
	18	是否不能食用乳制品，又没有服用钙片？	是□否□
	19	每天从事户外活动时间是否少于10min，又没有服用维生素D？	是□否□
结果判断	上述问题，只要其中有一题回答结果为"是"，即为阳性，提示存在骨质疏松症的风险，并建议进行骨密度检查或FRAX®风险评估		

BMI：体质量指数；FRAX：骨折风险评估工具

二、骨质疏松的实验室检查

骨骼也会变老，到医院做个化验查查吧！

你可以依据需要选择检测血常规、肝肾功能、血清钙、血清磷、血清碱性磷酸酶等，原发性骨质疏松症患者的血清钙、血清磷、血清碱性磷酸酶均在正常范围之内，发生脆性骨折时血清碱性磷酸酶可轻度升高。当实验室检查结果发现异常时需要进一步检查以做鉴别。有条件的情况下可分别检查骨代谢指标和骨转换指标，用以反映人体骨形成和骨吸收情况，有助于骨质疏松症的诊断分型和鉴别诊断，以及早期评价对治疗的反应，但是实验室检查结果不能单独用于诊断骨质疏松症。

（一）骨形成标志物

骨形成标志物包括骨特异性碱性磷酸酶、骨钙素、Ⅰ型前胶原C-端前肽/N-端前肽、骨保护素。

1.骨特异性碱性磷酸酶

骨特异性碱性磷酸酶是成骨细胞的一种细

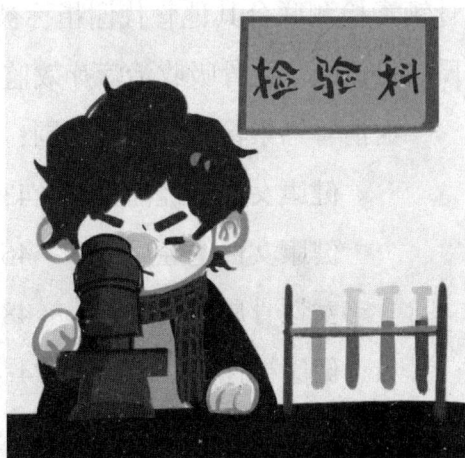

骨代谢标志物实验室检查

胞外酶，被认为是最精确的骨形成标志物之一，其增殖、分化和成熟与骨骼的正常生长发育密切相关。当骨骼矿化受阻时，血清骨特异性碱性磷酸酶明显升高。血清骨特异性碱性磷酸酶定量测定为骨质疏松症的早期诊断、治疗效果的监测、病情预后的判断等提供有效的依据。也是骨质疏松治疗疗效评价的重要指标之一。

血清骨特异性碱性磷酸酶检测的参考范围：

男性：11.6 ~ 20.1 μg/L

女性绝经前：8.5 ~ 14.3 μg/L

女性绝经后：12.5 ~ 22.4 μg/L

2.骨钙素

骨钙素是骨基质矿化的必需物质，在调节骨钙代谢中起重要作用。通常被认为是反映骨形成的生化指标。临床上，骨钙素检测联合其他骨代谢指标被广泛应用于辅助绝经后骨质疏松诊断、抗骨吸收治疗疗效监测和骨折风险预测等方面。

血清骨钙素检测的参考范围：

健康女性绝经前：11 ~ 43ng/ml

健康女性绝经后：15 ~ 46ng/ml

女性骨质疏松症：13 ~ 48ng/ml

健康男性18 ~ 30岁：24 ~ 70ng/ml

健康男性30 ~ 50岁：14 ~ 42ng/ml

健康男性50 ~ 70岁：14 ~ 46ng/ml

3. I型前胶原C- 端前肽 /N- 端前肽

I型胶原是矿化骨中唯一的胶原类型，在血清中的含量反映成骨细胞合成骨胶原的能力，可用于监测成骨细胞活力和骨形成的基础实验室指标。血液中的含量主要反应I型胶原的合成速率和骨转换的情况，是新骨形成的特异性敏感指标。血清I型前胶原羧基末端肽及血I型前胶原氨基末端肽在预测骨质疏松的发生、评价骨量、监测抗骨质疏松疗效等方面都有较高的特异性和敏感性。

血清I型前胶原羧基末端肽检测的参考范围：

女性：50 ~ 170μg/L

男性:38 ～ 202μg/L

血清Ⅰ型前胶原氨基末端肽检测的参考范围:

女性:31.7 ～ 70.7ng/ml

男性:21 ～ 78ng/ml

4. 骨保护素

骨保护素又称护骨素,可抑制破骨细胞发生,能够提高骨密度,增加骨小梁骨量,减少破骨细胞数,诱导破骨细胞凋亡,从而抑制骨溶解的产生。血清骨保护素水平随年龄的增长而增加,并受种族、检测试剂等多种因素的影响,参考值目前尚未统一确定。

(二)骨吸收标志物

1. 抗酒石酸酸性磷酸酶

抗酒石酸酸性磷酸酶由于其特异性高,不受昼夜变化、饮食、肝和肾疾病影响,故在监测骨代谢方面有重要作用,是特异和高敏感度的骨吸收指标。绝经后骨质疏松患者由于卵巢功能减退,雌激素水平降低,骨吸收大于骨形成,血清抗酒石酸酸性磷酸酶显著增高。70岁以上老年性骨质疏松症患者血清抗酒石酸酸性磷酸酶浓度也显著增加,且与骨密度呈显著负相关。

抗酒石酸酸性磷酸酶检测的参考范围:

女性绝经前:0.5 ～ 3.8U/L

女性绝经后:0.5 ～ 4.8U/L

男性:0.5 ~ 3.8U/L

2. Ⅰ型胶原交联 C- 末端肽

Ⅰ型胶原交联羧基末端肽是使用最为广泛的胶原降解标志物。反映了破骨细胞的骨吸收活性，是骨吸收的重要生化标志物。骨质疏松症患者血清Ⅰ型胶原交联 C- 末端肽水平升高，对抗骨吸收治疗反应迅速而灵敏，检测血清Ⅰ型胶原交联 C- 末端肽水平可以预测骨转换异常的严重程度，并作为临床评估骨转换相关疾病的重要参考指标。

血清Ⅰ型胶原交联 C- 末端肽检测的参考范围：

女性绝经前:均值 0.299ng/ml

女性绝经后:均值 0.556ng/ml

男性 30 ~ 50 岁:均值 0.3ng/ml

男性 50 ~ 70 岁:均值 0.304ng/ml

男性＞ 70 岁:均值 0.394ng/ml

3. Ⅰ型胶原交联 N- 末端肽

Ⅰ型胶原交联 N- 末端肽是反映骨吸收的特异和敏感指标。主要反映破骨细胞骨吸收活性，可灵敏地反映骨代谢的变化，是评价骨形态计量学骨吸收的重要参数，被认为是目前反映骨吸收状况最敏感、最特异的指标。临床上对代谢性骨病的早期预防、诊断与鉴别诊断、治疗转归判断具有重要的临床意义。

Ⅰ型胶原交联 N- 末端肽在尿液中检测的参考范围：

女性绝经前:5 ～ 65nmol BCE/mmol Cr

男性:3 ～ 63nmol BCE/mmol Cr

在血清中检测的参考范围:

女性:6.2 ～ 19nmol BCE/L

男性:5.4 ～ 24.2nmol BCE/L

小 链 接

骨质疏松预测方法（二）

亚洲人常用骨质疏松自我筛查工具(OSTA)。此工具基于年龄和体重两个指标来测试。

1.这个简单的公式，可测算你骨质疏松的风险有多大：［体重（kg）-年龄］×0.2。结果评定如下表。

OSTA指数

风险级别	OSTA 指数
低	>-1
中	-1 ～ -4
高	<-4

得出来的数值如果是负数，意味着你有患骨质疏松症的风险；如果结果<-4，那么你的骨质疏松就可能已经很严重了。

2.结果判定也可以通过年龄、体重快速评估。

年龄、体重与风险级别

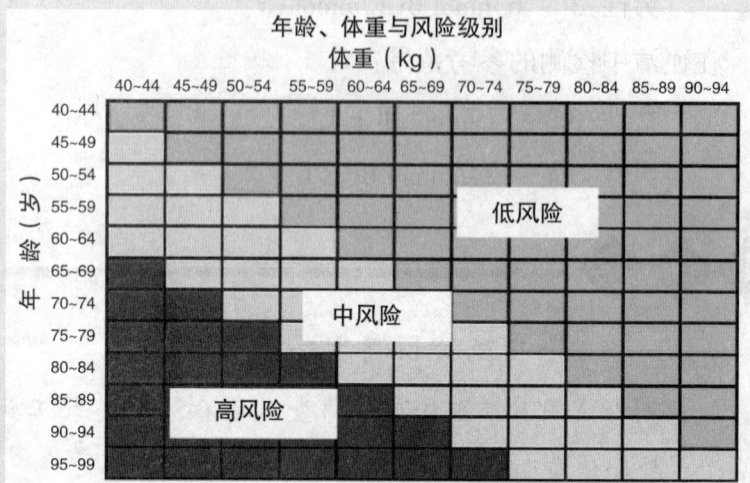

第五节　怎样诊断骨质疏松

　　骨质疏松症是由于破骨作用活跃而成骨作用不活跃导致的骨量减少、骨密度降低，骨脆性增加极易发生骨折，其中大多数人在发生骨质疏松性骨折前都不知道自己患有骨质疏松症。因此早期诊断显得更重要。骨质疏松症的诊断需与患者的病史、临床表现、影像学检查和骨密度测量、实验室检查相结合，相关检查提示患者存在骨质疏松并且存在临床表现才能称为骨质疏松症。目前尚缺乏测定骨强度的直接手段，因此，骨密度或骨矿含量测定是骨质疏松症临床诊断及评估疾病程度的客观量化指标。

　　本节主要介绍骨质疏松症的诊断与鉴别诊断，进而早发现、早诊断、早治疗，提高生活质量，降低死亡率。诊断骨质疏松时应包括两个方面内容：①确定骨质疏松；②排除其他影响骨代谢的疾病。

一、测身高诊断骨质疏松

　　随着自身的生长发育，身高一般在25岁左右达到高峰，此后随着髋、膝关节间隙变窄及椎间盘的退变等因素，身高开始逐渐变矮。正常人体的身高在同一天中晨起和晚上也存在着变化，这与椎间盘的压缩和复原等因素有关系。但是随着骨密度的降低，骨质疏松的出现，人体脊柱中椎体的高度不断降低，甚至出现椎体压缩骨折，导致身高变矮。腰椎骨密度、髋关节骨密度与身高变化呈正相关，骨密度越低身高变的越矮。女性随着绝经年限增加，骨密度和身高均下降，其中年龄在50~60岁、75~80岁下降最明显，60~65岁略缓慢。绝经5~10年下

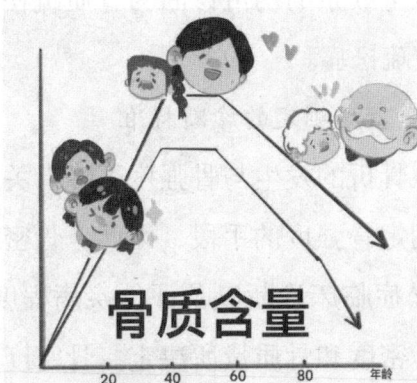

不同性别、年龄骨质含量

降最为显著。

二、骨质疏松的诊断

诊断骨质疏松的临床标准是发生了脆性骨折及（或）骨密度低下。脆性骨折是指自发性的或者轻微外伤就能发生骨折，脆性骨折是骨质疏松症最常见的严重并发症。无论什么时候，一旦发生了脆性骨折，临床上即可诊断为骨质疏松症。

（一）骨质疏松性骨折的诊断

1. 无明确暴力损伤史或具有低能量损伤史，如从站立或更低的高度跌倒为低能量损伤。

2. 骨折影像学检查证据：X线检查最明显的骨质疏松部位是胸椎和腰椎，椎体的塌陷可表现为鱼尾样双凹形或楔形变，椎体有时甚至完全压扁。

3. 需要鉴别诊断，排除其他原因造成的骨折。

凡是具备以上3条的均可诊断为骨质疏松性骨折，临床上即可诊断骨质疏松症。

（二）基于骨密度测定的诊断标准

骨质疏松性骨折的发生与骨强度下降有关，目前在临床上尚缺乏直接测定骨强度的手段，因此，骨密度和骨矿含量测定是骨质疏松症临床诊断以及评价疾病程度的客观指标。而骨强度是由骨密度和骨质量所决定。骨密度约反映骨强度的70%，若骨密度降低同时伴有其他危险因素会增加骨折的危险性。因目前尚缺乏较为理想的骨强度直接测量或评估方法，临床上采用骨密度测量作为诊断骨质疏松、预测骨质疏松性骨折风险、监测自然病程以及评价药物干预疗效的最佳定量指标。双能X线吸收法检测骨密度值是目前国际学术界公认的骨质疏松症诊断的金标准。

小链接

哪些人建议检测骨密度？

1. 女性 65 岁以上和男性 70 岁以上，无论是否有其他骨质疏松危险因素。

2. 女性 65 岁以下和男性 70 岁以下，有一个或多个骨质疏松危险因素。

3. 有脆性骨折史和（或）脆性骨折家族史的成年人。

4. 各种原因引起的性激素水平低下的成年人。

5. X线片显示已有骨质疏松改变者。

6. 接受骨质疏松治疗、进行疗效监测者。

7. 患有影响骨代谢疾病或使用影响骨代谢药物史。

8. 国际骨质疏松基金会（IOF）的 1min 测试题回答结果阳性者。

9. 亚州人骨质疏松自我筛查工具（OSTA）结果 ≤ −1。

三、骨质疏松的鉴别诊断

骨质疏松由多种病因所致，在诊断原发性骨质疏松症之前，一定要重视排除其他影响骨代谢的疾病，以免发生漏诊和误诊。

（一）与骨软化病的鉴别

骨软化病多见于女性，常见的症状是肌无力、肌痉挛和骨压痛。早期症状可不明显，常见背部及腰腿疼痛，上楼梯或从坐位起立时很吃力，患者表现出特殊"鸭步"态，最后发展到走路困难，迫使病人卧床不起。体检时患者胸骨、肋骨、骨盆及大关节处往往有明显压痛。骨骼畸形有颈部缩短、头下沉、脊柱后侧凸、鸡胸、骨盆狭窄造成分娩困难。不少病人发生病理性骨折。骨质疏松症与骨软化病的根本区别在于骨质疏松症骨吸收大于骨的形成，造成骨量减少，但是骨组织仍有正常的钙化，骨基质不增多，钙盐和基质皆保持正常比例。而骨软化病骨钙化发生障碍，骨基质不能钙化，导致骨基质显著增多。二者可以通过血液生化检查和骨骼 X 线检查加以鉴别。

（二）与股骨头坏死的鉴别

股骨头坏死是骨伤科中多发疾病，其发生与长期服用激素、长期过量饮酒有关。临床主要表现为髋关节局部疼痛，少数波及大腿或腰部，行走过多时疼痛加重，腹股沟处压痛，髋关节功能障碍等。骨质疏松是骨量的减少，骨骼中有机质与无机质等比例减少，骨的脆性增加，容易发生骨折。其发生与激素代谢、饮食、运动、免疫、遗传等因素有关。其临床表现为：①腰背疼痛，疼痛特点为脊柱两侧钝性疼痛；②身高缩短，出现"驼背"畸形；③容易发生骨质疏松性骨折，如胸腰椎压缩性骨折、股骨颈骨折、桡骨远端骨折等。

（三）与多发性骨髓瘤鉴别

骨髓瘤早期往往无法与原发性骨质疏松鉴别，但可以通过测定颅脑的 X 线片加以鉴别，骨髓瘤往往有颅骨的破坏。多发性骨髓瘤多发生于中老年人，常见临床表现是骨骼损害、贫血、肾功能损害、高钙血症、感染等。可因引起广泛性的骨质破坏，导致骨质疏松症，患者易发生病理性骨折。X 线表现为骨质变薄，骨小梁变细，小梁间隙增大，骨密度显著降低。生化检查患者血钙升高，免疫球蛋白增高，最有特异性的是尿中出现轻链蛋白质增多，或出现本周蛋白尿，查尿中的白球蛋白，这个往往是一个特异性指标，可予以鉴别。

（四）与骨转移瘤的鉴别

骨转移瘤是原发于其他脏器的恶性肿瘤转移到骨骼继续生长的肿瘤。患者常同时并发局部骨质疏松，引起骨松质和骨皮质溶骨性破坏，发生骨密度减低、骨皮质变薄、骨小梁紊乱或稀疏、椎体变形等。据报道，骨转移瘤患者中有90%

以上发生骨质疏松症，年龄以 50~60 岁者为多，发病率男性高于女性。可以通过彩超、CT 检查进一步明确诊断，与原发性骨质疏松相鉴别。

小链接

骨质疏松治疗常用药介绍

抗骨质疏松治疗药物可以增加人体的骨骼密度，改善骨质量，显著降低骨折的发生风险。按其作用机制可分为抑制骨骼吸收、促进骨骼形成及其他类作用。国家食品药品监督管理总局（CFDA）已经批准的主要抗骨质疏松症药物如下表。

防治骨质疏松症主要药物

抑制骨吸收类	促进骨形成类	其他机制类药物
双膦酸盐	甲状旁腺激素类似物（特立帕肽）	活性维生素 D 及其类似物
降钙素		维生素 K_2 类
雌激素		锶盐
选择性雌激素受体调节剂		

第六节　哪些人群易患骨质疏松

你也许观察过早上 6 点公园里的大爷大妈们，他们或打太极，或练单杠，或跑步，那么他们为什么对于锻炼如此执着？因为随着年龄渐长，各种老年病都会逐渐找上门来，例如高血压、糖尿病、冠心病，以及现在正为你叙述的骨质疏松。很多人以为骨质疏松是老年人的专利，其实不少中青年人群也是骨质疏松的高危人群。人体骨头里的钙含量，就像大家的头发，总是临到用时方恨少。而且更可气的是，它们都还有一个共同点：喜欢在大家伙都还年纪轻轻的时候，就率先抵达人生巅峰，并走上了下坡路。研究显示，人的骨量在 35 岁左右达到高峰期，之后随着年龄增加日渐衰减，到了 40 ~ 49 岁，人群低骨量率（骨质疏松高危）甚至高达 32.9%。与之相比，20 岁以上人群骨质疏松症相关知识知晓率仅 11.7%。因为不了解，所以不重视、不在乎、不预防，等到随着年龄增长出现腰背部疼痛、脊柱变形（驼背）、骨折后，才发现是得了骨质疏松。骨质疏松偏爱下列 11 类人。

一、老年男性

男性相比较绝经后女性，骨质疏松症的发病率会大大降低，故日常生活中人们常常忽视。因此，大量男性骨质疏松患者未能得到及时的治疗，男性在青春期时相比较女性更能达到骨量的高峰，男性大约 30 岁骨量达到峰值，大约 40 岁开始，因为吸烟、饮酒等生活方式及饮食方式的影响，部分男性骨密度开始每年下降约 1%。65 岁以上老年男性出现不同程度的骨量流失，易发生老年性骨质疏松症。

二、绝经后女性

女性绝经后随着卵巢功能的衰退，雌激素分泌水平下降，引起骨吸收大于骨形成的高转化型骨代谢，骨量流失增加，易于发生骨质疏松。女性绝经后骨量开始大量流失，特别是绝经后 3 ~ 5 年骨量快速丢失，约占总丢失量的 2/3。相比较男性，绝经后女性骨量丢失多出 15% ~ 20%，妇女一生约丢失松质骨 50%。此外，人工绝经女性相比同龄自然绝经女性骨量丢失更快，其骨量情况与年龄小 5 ~ 10 岁的女性相当。女性一生中发生骨质疏松性骨折的风险约为 40%，高于乳腺癌、子宫内膜癌和卵巢癌的总和。因此，对于绝经期前后女性及绝经后女性，在没有激素治疗的禁忌证情况下，应当早期开始规范的激素补充治疗，以防止绝经后骨质疏松症的发生。

三、长期服用激素者

糖皮质激素临床上广泛用于急慢性肾上腺皮质功能不全补充替代治疗、严重急性感染或炎症、呼吸疾病、自身免疫性、过敏性疾病和器官移植。糖皮质激素服用时间和剂量与机体骨量丢失呈依赖性，初始使用一年内骨密度丢失速度为 6% ~ 12%，此后骨密度下降速度每年约 3%。在应用糖皮质激素治疗风湿性疾病患者时骨量流失及骨质疏松发生率高达

80%以上，即使是服用≤2.5mg/d剂量的患者骨质疏松的检出率仍然高达58.5%。终止服用糖皮质激素60～182d时患者骨折风险相比持续服用患者降低29%，停药1年后骨折风险水平与正常人相当。

糖皮质激素性骨质疏松症发病机制：

1. 糖皮质激素直接诱导加速骨细胞的凋亡，抑制其发挥成骨作用，促进破骨细胞分化和成熟，延长破骨细胞寿命，促进骨的吸收。

2. 抑制小肠对钙、磷的吸收，增加钙的排泄，引起继发性甲状旁腺功能亢进症，促进机体骨吸收。

3. 降低机体性激素分泌水平，抑制机体内源性垂体促性腺激素水平，降低肾上腺雄激素、黄体雌激素及睾酮合成。

四、糖尿病患者

糖尿病是一种由于胰岛素分泌和（或）作用缺陷，导致血糖升高的代谢性疾病。长期碳水化合物、脂肪、蛋白质代谢紊乱，可引起多系统损害，导致眼、肾、神经、心脏、血管等组织器官出现慢性进行性病变、功能减退及衰竭。糖尿病患者发生骨质疏松较为常见，在股骨颈骨折和椎骨压缩性骨折的老年患者中，约有1/3患有糖尿病。

糖尿病性骨质疏松的发病机制：

1. 胰岛素分泌不足或利用障碍：可导致蛋白质分解增加，

合成受抑制，蛋白质减少可导致骨基质减少，降低维生素 D_3 产物的合成，使钙、磷不能在骨骼中沉积，从而造成骨质疏松。

2. 钙摄入不足：糖尿病患者日常严格控制饮食，钙得不到足量的补充，可引起继发性甲状旁腺激素分泌增多，进而引起骨骼中的钙进入血循环，以维持血钙的平衡，导致骨质疏松的发生或进一步加重病情。

3. 钙排出增加：糖尿病患者因高血糖所致高渗透性利尿，在大量排出尿时钙及其他微量元素也随尿排出，进一步加重体内负钙平衡，增加骨吸收。

4. 维生素 D 利用障碍：糖尿病患者合并肾病时，小肠钙吸收减少，肾脏排泄钙增加，骨钙沉积减少。

5. 糖尿病患者胰岛素样生长因子分泌减少。可造成骨形成下降和骨量下降。

6. 老年糖尿病患者受多种因素的影响。性激素水平降低、肌肉力量减弱、缺乏阳光和户外运动少，都会影响骨骼的合成代谢，进一步加速糖尿病性骨质疏松的发生。

五、肾功能不全患者

肾功能不全是由多种原因引起的肾小球破坏，造成机体排泄代谢废物和调节水电解质、酸碱平衡等方面出现紊乱的临床综合症候群。在骨骼系统临床主要表现为骨痛、骨变形及骨折等。肾功能不全患者骨密度水平及骨矿含量显著低于正常人群，特别是血液透析患者，随着透析时间延长，骨量流失不断增加，进而导致骨质疏松。

肾功能不全继发骨质疏松的发病机制：

慢性肾功能减退时，肾小球滤过率及肾小管功能降低，使肠钙吸收减少，血钙降低，刺激甲状旁腺激素分泌增加，加重继发性甲状旁腺功能亢进症，使骨吸收增强，骨钙流失，骨密度降低，进而造成骨质疏松。

六、甲状腺功能亢进患者

甲状腺功能亢进症是由于甲状腺合成及释放过多的甲状腺激素，造成神经、循环、消化等系统兴奋性增高和机体代谢亢进所引起，多见于 20~40 岁女性，临床上主要表现为气短多汗、易激动、怕热、乏力、消瘦，主要表现为高代谢症候群。严重的可出现甲亢危象、昏迷，甚至危及生命。甲亢性骨质疏松也是甲亢的并发症。临床上除了以上甲亢的表现外，尚有腰腿痛、头痛、身高缩短等，严重者可有病理性骨折。X 线表现骨密度降低。

甲状腺功能亢进症性继发性骨质疏松的发病机制：

甲状腺激素水平对骨骼的发育和维持至关重要。儿童时期甲状腺分泌缺乏会导致骨龄延迟、骨骺发育不全，最终导致患者身材矮小。成人骨骼由于在不断的骨修复过程来维持，骨吸收和骨形成在同一时间和空间上相伴进行，甲状腺激素能够促进破骨细胞的骨吸收，甲状腺功能低下则减少了骨吸收过程，导致骨质疏松。甲状腺功能亢进会使骨密度下降并增加骨折风险。甲状腺激素分泌增多能降低活性维生素 D 的生成，导致肠钙吸收降低;甲状腺激素分泌增多，促使蛋白质分解代谢亢进，导致骨基质变化、钙磷代谢紊乱而引发负钙平衡，发生骨质疏松。

七、甲状旁腺功能亢进患者

甲状旁腺功能亢进症是甲状旁腺分泌过多甲状旁腺素而引起的钙磷代谢失常，导致出现的一组临床症候群，包括高钙血症、肾钙重吸收和尿磷排泄增加、肾钙质沉着症和以皮质骨为主的骨吸收增加等，进而引发骨质疏松。

甲状旁腺功能亢进症继发性骨质疏松的发病机制:

甲状旁腺素能够调节体内钙磷代谢，维持血钙平衡。其生理功能主要是能够增高血钙水平，一方面可以促进肾小管对钙的重吸收以减少排出;另一方面又促进骨细胞放出钙离子进入血液，以提高血液中钙的含量。甲状旁腺分泌正常可使血液中的钙不致过低，维持血液中钙的含量。

八、慢性消化系统疾病患者

消化系统的某一个器官出现问题都会影响营养素及钙、维生素 D 等的吸收，影响了骨代谢。许多消化系统疾病能够引起骨质疏松，公认有胃肠大部切除及炎症性肠病等。胃大部切除术主要针对胃部恶性病变、内科治疗无效的患者。胃大部切除术患者胃容积明显减小；同时切除掉了许多重要细胞，导致消化液分泌减少和胃肠激素的一系列变化，从而使基本的消化功能不同程度地病理改变。远期容易并发骨质疏松。

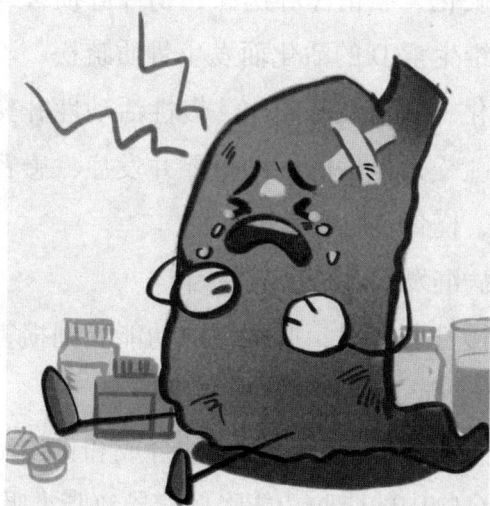

消化系统与骨质疏松

消化系统疾病与骨质疏松发病原因：

1. 胃切除术后，胃容量减少，消化吸收不充分；迷走神经切除会影响胆汁分泌及脂肪吸收，因而导致维生素 D 吸收减少。

2. 胃大部切除术后胃壁细胞大幅度减少，胃酸分泌不足，钙在胃内不能形成游离钙，使得肠钙吸收减少。

3. 蛋白质摄入减少，蛋白质（胶原蛋白）和钙磷是组成骨骼的主要成分。胃切除术后蛋白质摄入长期减少可导致负钙平衡。

4. 低钙血症和低磷血症使大约 20% 的胃切除术后患者伴甲状旁腺功能亢进。

九、慢性肝病患者

慢性肝病是指各种原因所导致的肝脏慢性损害，包括各种肝炎、肝硬化、酒精性肝病和药物性肝损害等。由于肝脏病变，影响维生素 D 的活化而发生骨质疏松。以原发性胆汁淤积性肝硬化、酒精性肝硬化、慢性活动性肝炎及肝移植最常见。骨质疏松是慢性肝病的重要并发症，患者可发生脊椎压缩性骨折、桡骨及股骨骨折等。

慢性肝病继发骨质疏松的原因：

1. 患有慢性肝病时，肝细胞的功能受到损害，影响活性维生素 D 的合成，从而影响骨的形成。

2. 当发生慢性肝病时，胆汁的合成和排出出现障碍，协助小肠吸收食物中的脂肪功能降低，导致脂类吸收不良。

3. 慢性肝病脂肪吸收障碍时，脂溶性维生素如维生素 D、K 吸收减少。维生素 D 能促进小肠对钙、磷的吸收；维生素 K 可促进骨钙素的形成。因此，会影响骨骼的代谢。

十、风湿性疾病患者

风湿病是一组侵犯关节、骨骼肌肉血管以及软组织，或者结缔组织为主的疾病。其中多数为自身免疫性疾病，发病都比较隐蔽而缓慢，病程较长，且大多具有遗传倾向，是引起继发性骨质疏松的重要原因。

风湿性疾病继发骨质疏松的发病机制：

风湿性疾病引起全身和局部炎症反应，慢性炎症导致骨量丢失已得到证实，炎性因子、生长因子引起骨质疏松的机制也被广泛研究。它们能引起破骨细胞分化，激活RANK/RANKL通路，引起破骨细胞介导的骨量丢失。同时使用糖皮质激素治疗也是造成骨质疏松的原因。

十一、慢性阻塞性肺疾病患者

慢性阻塞性肺疾病是老年人常见病，发病率及病死率较高，严重威胁着老年患者的生命健康。慢性阻塞性肺疾病长期使用药物治疗、每日活动量降低等因素易于造成患者骨量流失而发生骨质疏松。

慢性阻塞性肺疾病继发骨质疏松的发病机制：

1. 糖皮质激素的使用：糖皮质激素目前已成为支气管哮喘和慢性阻塞性肺疾病治疗的有效药物。研究表明，全身使用激素，可在数月后导致骨密度下降，是造成骨折的一个危险因素。有大量报道证实，局部吸入性使用亦可引起骨量的丢失。有研究发现，髋部和腰椎骨密度均与使用激素剂量呈线性关系，接受高剂量吸入激素者比低剂量所致骨丢失更加明显。

2. 运动能力下降：慢性阻塞性肺疾病患者因病情原因，日常活动量显著下降，造成骨量降低。此外，营养状况差的患者更易患骨质疏松。

3.血流障碍：有研究认为慢性阻塞性肺疾病患者均有骨血循环障碍，可能由于动脉血供减少或静脉瘀血及血管外组织液压力引起的破骨细胞活性增加，从而引起骨质疏松。

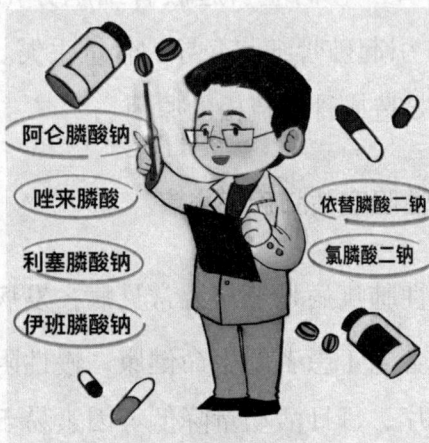

常见双膦酸盐类

小·链·接

骨质疏松症防治药物（一）
——双膦酸盐类

双膦酸盐是目前临床上应用最为广泛的抗骨质疏松症药物。不同双膦酸盐抑制骨吸收的效力差别很大，因此临床上不同双膦酸盐药物使用剂量及用法也有所差异。目前用于防治骨质疏松症的双膦酸盐主要包括阿仑膦酸钠、唑来膦酸、利塞膦酸钠、伊班膦酸钠等。

阿仑膦酸钠	适应证	CFDA 批准治疗绝经后骨质疏松症和男性骨质疏松症，有些国家还批准治疗糖皮质激素诱发的骨质疏松症
	疗效	增加骨质疏松症患者骨密度，降低发生椎体、非椎体和髋部骨折的风险
	规格用量	片剂，70mg/片，每次 1 片，每周 1 次；10mg/片，每次 1 片，每日 1 次
		肠溶片，70mg/片，每次 1 片，每周 1 次；10mg/片，每次 1 片，每日 1 次
		D_3 片：阿仑膦酸钠 70mg+维生素 D_3 2800IU 或 5600IU 的复合片剂,每次 1 片，每周 1 次
	服用方法	空腹服用，用 200～300ml 白开水送服，服药后 30min 内避免平卧，应保持站立或坐立体位；此期间应避免进食牛奶、果汁等任何食品和药品
	注意事项	胃及十二指肠溃疡、反流性食管炎者慎用
	禁忌证	导致食管排空延迟的食管疾病；不能站立或坐直 30min 者；对本品任何成分过敏者；肌酐清除率小于 35ml/min 者；孕妇和哺乳期妇女
唑来膦酸	适应证	CFDA 批准治疗绝经后骨质疏松症，有些国家还批准治疗男性骨质疏松症和糖皮质激素诱发的骨质疏松症
	疗效	增加骨质疏松症患者骨密度，降低发生椎体、非椎体和髋部骨折的风险
	服用方法	唑来膦酸静脉注射剂，5mg/瓶，静脉滴注，每年 1 次
		静脉滴注至少 15min 以上，药物使用前应充分水化
	注意事项	低钙血症患者慎用；不建议预防性使用
	禁忌证	双膦酸类药物过敏者；肌酐清除率小于 35ml/min 者；孕妇及哺乳期妇女

利塞膦酸钠	适应证	CFDA 批准治疗绝经后骨质疏松症和糖皮质激素诱发的骨质疏松症，有些国家还批准治疗男性骨质疏松症
	疗效	增加骨质疏松症患者骨密度，降低发生椎体、非椎体和髋部骨折的风险。
	剂量方法	35mg/片，每次 1 片，每周 1 次；5mg/片，每次 1 片，每日 1 次
	用法	空腹口服，用 200～300ml 白开水送服，服药后 30min 内避免平卧，应保持站立或坐立体位，此期间应避免进食牛奶、果汁等任何食品和药品
	注意事项	胃及十二指肠溃疡、反流性食管炎者慎用
	禁忌证	导致食管排空延迟的食管异物；不能站立或坐直 30min 者；对本品任何成分过敏者；肌酐清除率小于 35ml/min 者；孕妇及哺乳期妇女
伊班膦酸钠	适应证	CFDA 批准治疗绝经后骨质疏松症
	疗效	增加骨质疏松症患者骨密度，降低椎体及非椎体骨折的风险
	剂量	伊班膦酸钠静脉注射剂，1mg/安瓿，2mg 静脉滴注，每 3 个月 1 次；国外已有伊班膦酸钠口服片剂上市，150mg/片，每月口服 1 片
	用法	静脉滴注：2mg 加入 250ml 0.9% 氯化钠溶液静脉滴注 2h 以上；口服片剂应空腹服用，用 200～300ml 白开水送服，服药后 30min 应保持站立或坐立体位
	注意事项	低钙血症患者慎用
	禁忌证	肌酐清除率小于 35ml/min 或血肌酐 >5mg/dl（或 >442mol/L）者；双膦酸类药物过敏者；孕妇及哺乳期妇女

双膦酸盐类药物的不良反应：

1.胃肠道不良反应：口服双膦酸盐后少数患者可能发生轻度胃肠道反应，包括上腹疼痛、反酸等。有活动性胃及十二指肠溃疡、反流性食管炎、功能性食管活动障碍者慎用。

2.一过性"流感样"症状：首次口服或静脉输注含氮双膦酸盐可出现一过性发热、骨痛和肌痛等类流感样不良反应，多在用药3d内明显缓解。

3.肾脏毒性：对于肾功能异常的患者，应慎用此类药物或酌情减少药物剂量。

4.下颌骨坏死：双膦酸盐相关的此类并发症十分少见。超过90%的发生于恶性肿瘤患者以及存在严重口腔疾病的患者。

5.非典型股骨骨折：即在受较轻外力作用发生在股骨上段的骨折，非典型股骨骨折可能与长期应用双膦酸盐类药物有关。一旦发生非典型股骨骨折，应立即停止使用双膦酸盐等抗骨吸收药物。

第二章　骨质疏松不可逆
日常防护需注意

　　骨质疏松症能不能提前预防和治疗？相信大多数人在看了医生对自己的这个诊断后脑海中都有相关的疑问。其实骨质疏松症是由于很多原因导致的一种慢性全身代谢性骨骼疾病，也就是我们平常所说的人的骨头没有韧性变得脆了，更加容易骨折了。

　　骨质疏松症可预防、可治疗，并且越早预防效果越好。不论各个年龄阶段人群都需要在日常生活中注意重视骨质疏松症的预防。我们知道，随着年龄的增长，身体各项功能都在衰退，其实骨骼也不例外，而人体骨骼中的各种矿物质含量在 30 多岁达到最高，之后则开始逐渐下降，一般是女性 35 岁左右、男性 40 岁左右人体骨量开始逐渐流失，如果不加以预防和治疗，则骨量流失过低，造成骨质疏松的各种身体上的表现。

　　骨质疏松症为什么很多人都不知不觉就有了呢？这是大多数骨质疏松症患者的疑问。其实骨质疏松症早期是没有明显身体上的表现，因而大多数人也就忽视了对骨质疏松症的预防，直到发生骨质疏松症性骨折就医时才发现患有严重的骨质疏松症。同时，由于骨质疏松症的早期预防率很低，因此，加大对骨质疏松症发病及相关并发症的宣教就显得尤为重要，只有强化健康宣教，增强人们对骨质疏松症及其并发症状的认识，让普通大众充分认识防治的重要性，才能做到早预防、早治疗和早发现、早治疗。

培养健康的生活方式，合理优化饮食结构，积极参与户外活动。定期检查，早期诊断，科学防治，规范治疗，争取最大限度地降低骨质疏松性骨折的发生概率，缓解疼痛等临床症状，提高生活水平及生活质量。

第一节　合理饮食　均衡营养

一、防治骨质疏松饮食原则

1. 平衡膳食是基础：我国营养学会制订的《中国居民膳食指南》指出，要经常进食奶制品、豆类及其制品，每天的营养膳食应包括谷物和杂豆类、水果蔬菜类、畜禽鱼蛋奶类、大豆坚果等多种食物类别。骨质疏松症跟

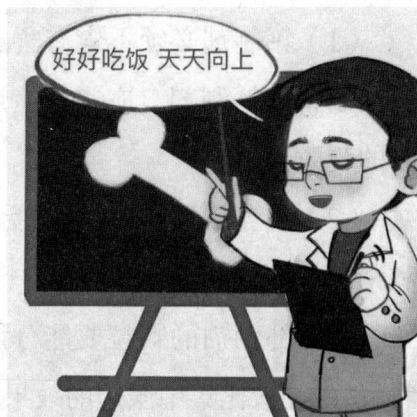

好好吃饭 天天向上

合理饮食是健康的基础

钙的摄入量密切相关，坚持食物多样，以补充钙含量为主。合理安排膳食的平衡，其中的钙含量可以达到推荐供给量的标准。国务院提倡的大豆行动计划就是补钙的最好途径之一。

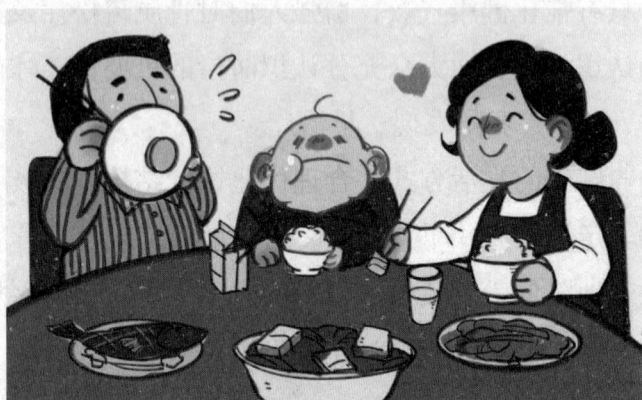

平衡膳食有助于预防骨质疏松

2.除了日常饮食补充人体所需钙之外，为了预防和减轻中老年骨质疏松程度，人体不足的部分根据需要选用钙剂加以补充。

（1）钙制剂必须不含有害成分。如由天然的贝壳或动物骨骼制备的钙制剂，应避免使用有污染的原料及避免其对胃肠的刺激作用。

（2）应当依据钙制品中钙元素含量、个人身体实际情况和钙制品价格综合选择适合自己的钙剂。

（3）补钙剂的颗粒要能分散，与食物混合或饭后服用吸收较好；分次比集中服用的效果好。在有胃酸的条件下，碳酸钙也可以被吸收。胃酸缺乏者，有机酸钙如葡萄糖酸钙、枸橼酸钙等水溶性制剂比较容易吸收。

（4）在食物中原有钙摄入的基础上，补充钙剂的剂量以膳食中钙的总量能达到推荐的每日膳食供给量水平的效果为好。

（5）补钙计划是一个长期过程，不可能在短期内见到效果，必须要长期坚持。

（6）应注意补钙量的问题，目前认为每日补钙总量不要超过推荐量。

（7）补钙剂应含有维生素 D，以促进钙的吸收。

3. 要有健康的生活方式，包括多运动和晒太阳。

（1）运动员的骨密度大于静坐较多的人群，运动可以增加骨骼的密度和强度，并且可以增加身体的平衡能力，减少摔跤概率和骨折发病率。

（2）多晒太阳可以增加体内的维生素 D 储存，维生素 D 的活性代谢产物有助于钙在肠道的吸收。

二、骨质疏松患者膳食营养推荐

自己患有骨质疏松症，到底该吃些什么呢？大多数人对于自己的饮食有各种疑问，其实合理的膳食模式对于防治骨质疏松至关重要。什么是膳食模式呢？骨质疏松患者又该怎样安排自己的日常膳食呢？下面我们逐一介绍。

（一）膳食模式

所谓的膳食模式，其实就是在我们日常饮食中要安排不同食物的数量以及加入的比例、种类或者组合，并形成一定的饮食习惯次数，注重食物和营养吸收的多样性，强调食物的相互作用。

膳食模式与骨骼健康密切相关，对于骨质疏松患者及高发的患病人群，应该遵从以下基本的饮食原则：

合理饮食

1. 要保障膳食多样：包括谷薯类、蔬菜水果类、畜禽鱼蛋奶类、大豆坚果类等食物，保证谷薯类摄入，其中以谷类为主。

2. 保证蛋白质摄入：经常吃豆制品，适量吃坚果；保证奶及奶制品摄入。

3. 控制添加糖的摄入量：足量饮水，提倡饮用白开水和淡茶水，不喝或少喝含糖饮料、咖啡及碳酸饮料。

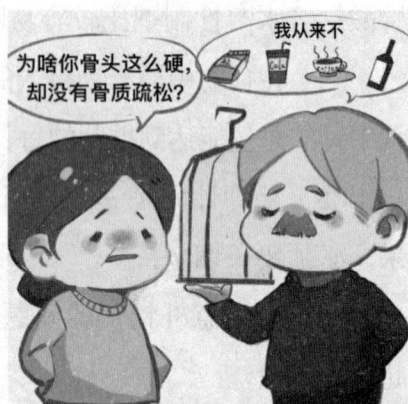

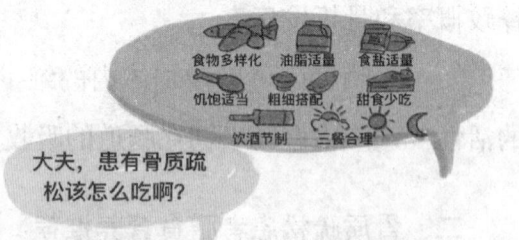

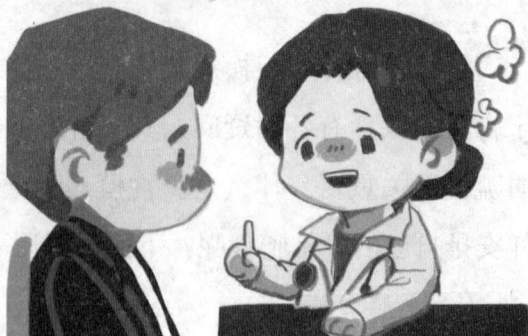

骨质疏松患者饮食

4.日常饮食要清淡，少吃高盐和油炸食品，食物要煮熟煮透，少食用烟熏和腌制肉制品。

5.戒烟限酒。

如遇到食品采购困难，或因长期食欲不振、疾病等原因导致食物摄入量减少，可应用营养制剂进行补充（均衡型肠内营养制剂、蛋白质补充剂及维生素矿物质补充剂等）。

（二）合理摄入维生素含量高的食物

维生素是人体所需要的微量营养成分，因人体不能自己产生，需要通过合理饮食等手段获得，对我们人体的新陈代谢起重要的调节作用。

1.维生素 A

维生素 A 主要来源于海水鱼、哺乳动物的肝脏和蛋黄，以及含有 β - 胡萝卜素和其他胡萝卜素的蔬菜和水果如胡萝卜，为机体生长发育所必需。维持适宜的血清维生素 A 水平有利于骨骼健康。推荐骨质疏松患者膳食中维生素 A 摄入遵照中国营养学会中国居民膳食营养推荐摄入量，男性为 $800\mu g RE/d$、女性为 $700\mu g RE/d$。

2.维生素 C

维生素 C 广泛存在于新鲜水果和蔬菜中，如新枣、酸枣、橘子、柠檬、猕猴桃、绿叶蔬菜、青椒、番茄、大白菜等，也是谷物和果汁中常添加的营养强化剂。充分的维生素 C 可减少骨量流失，降低骨折风险。中国营养学会推荐成人每天维生素 C 摄入量应达到 200mg 以预防各种慢性疾病。骨质疏松患者应尽可能增加蔬菜水果等的摄入以增加膳食维生素 C 的摄入，也可以考虑适当使用维生素 C 补充剂，但每日总摄入量不可超过 2000mg。

3. 维生素 D

维生素 D 是人体必需的营养元素，补充的维生素 D 经吸收可以促进小肠对钙的吸收，维持人体的正常骨量。对于维生素 D 缺乏或不足的人群，需要通过阳光照射或补充维生素 D 以纠正维生素 D 的缺乏或不足。尽量通过阳光照射获得维生素 D，接受阳光照射时要求四肢暴露、不使用防晒霜、不隔玻璃、不打伞，时间选择以上午 11 点到下午 3 点比较理想，照射时间为 15 ~ 30min，频率为每周 2 ~ 3 次。中国营养学会 2013 年推荐的我国成人维生素 D 摄入量为 400IU/d，65 岁以上推荐摄入量为 600IU/d，可耐受最高摄入量为 2000IU/d。

4. 维生素 E

植物油是维生素 E 最好的来源。适量的维生素 E 摄入可以维持骨量水平，降低骨质疏松症并发骨折风险。根据中国营养学会中国居民膳食营养推荐摄入量，推荐成年人膳食维生素 E 的适宜摄入量为 14mg/d。

5. 维生素 K

维生素 K 是一种对骨健康重要的维生素。维生素 K 补充剂有助于降低骨丢失和骨质疏松患者的骨折风险。中国成人维生素 K 的适宜摄入量为 80μg/d。建议骨质疏松患者和高危人群保证深绿叶蔬菜的摄入量。

（三）合理摄入蛋白质及矿物质

1. 蛋白质

充足的蛋白质摄入有助于维持骨骼和肌肉功能，降低骨质疏松性骨折后并发症的风险。

小·链·接

中国营养学会推荐不同人群每日蛋白质摄入量

1. 学龄前儿童摄入量 35g；

2. 小学生 55~60g；

3. 中青年女性 60g，男性 75g；

4. 60 岁以上女性每天摄入 55g，男性 65g；

5. 若是强体力劳动者每天应摄入 80~90g；

6. 孕妇怀孕期间每天应增加 15~30g，哺乳期每天应增加 25g。

2. 钙

钙是人体骨骼的重要组成部分，其主要来源是富含钙的食物。含钙较高的食物主要包括奶制品和深绿叶蔬菜，我国人群主要可通过饮用牛奶或摄取钙剂增加钙摄入量。如对牛奶中的乳糖不耐受，可选择无乳糖牛奶，外加深绿叶蔬菜等其他富含钙的食物以满足机体需要，使抗骨质疏松药物发挥应有的作用。

如果膳食钙摄入不足，可以补充元素钙制剂，不同种类的钙剂中元素钙含量不同：

（1）在各类钙剂中，以碳酸钙的元素钙含量最高。碳酸钙需在餐时胃酸充足时服用。

（2）柠檬酸钙在一天中任何时间都可以服用，更适合于胃酸缺乏或服用胃酸抑制剂如质子泵抑制剂的患者。

钙剂使用应注意安全性，用量过大而使得每日钙的总摄入量远超出推荐量可能增加泌尿系结石和血管钙化的风险。高钙血症或高尿钙症的患者禁用钙剂。

3. 磷

人体内约 85% 的磷存在于骨骼中。磷酸盐在大多数食品中都很丰富，如禽肉类、鸡蛋，特别是在加工食品和苏打水中。因其食物含量丰富，通常很少出现磷摄入不足，不建议常规补充磷酸盐。

4. 钠

钠是人体不可缺少的营养素。钠盐摄入增加可促进尿钙排出，有增加肾结石和骨量丢失的风险。有研究显示，钠盐的摄入与髋部或椎体骨密度降低相关。因此，建议骨质疏松症患者低盐饮食，成人每天食盐不超过 6g、老年人不超过 5g。

（四）常见美食佳肴推荐

1. 芝麻核桃粉

【原料】 芝麻 250g，核桃仁 250g，冰糖 50g。

【制法】 将黑芝麻除去杂质，晒干，炒熟，与核桃仁一同研为细末，加入白糖，拌均匀后装瓶备用。

【用法】 每日 2 次，每次 25g，冲服。

【功效】 滋阴补肾，抗骨质疏松。

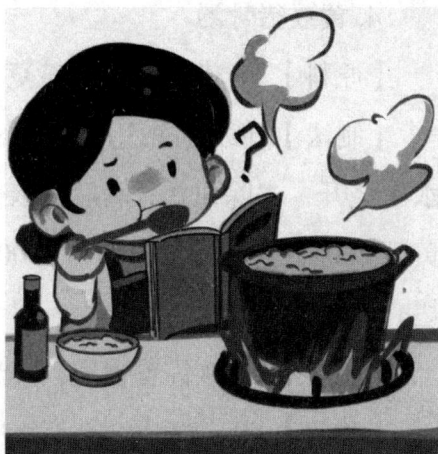

骨质疏松患者佳肴推荐

2. 虾皮豆腐汤

【原料】 虾皮 50g，嫩豆腐 200g。

【制法】 虾皮洗净后泡发；嫩豆腐切成小方块；加葱花、姜末及料酒，油锅内煸香后加水烧汤。

【用法】 佐餐食用。

【功效】 补益气血，补充钙质，抗骨质疏松。

3. 猪皮续断汤

【原料】 鲜猪皮 200g，续断 50g。

【制法】 取鲜猪皮洗净去毛、去脂，切小块，放入蒸锅内，加生姜 15g、黄酒 100g、食盐适量；取续断煎浓汁加入锅内，加水适量，文火煮至猪皮烂为度。

【用法】 佐餐食用。

【功效】 补益肝肾，强筋健骨，抗骨质疏松。

4. 黄豆猪骨汤

【原料】 鲜猪骨 250g，黄豆 100g。

【制法】 黄豆提前用水泡 6~8h；将鲜猪骨洗净，切断，置水中烧开，去除血污；然后将猪骨放入砂锅内，加生姜 20g、黄酒 200g、食盐适量，加水 1000ml，煮沸后，用文火煮至骨烂，放入黄豆继续煮至豆烂，即可食用。

【用法】 分顿佐餐食用，喝汤为主。

【功效】 补益气血，补充钙质，抗骨质疏松。

5. 猪肉枸杞汤

【原料】 猪肉（瘦）250g，枸杞子 15g。

【制法】 将枸杞子去杂质，洗净。葱切段，姜切片。猪肉洗净，切丝。锅内放猪油烧热，放入肉丝、葱、姜、料酒、盐煸炒。注入清水，放入枸杞子煮至肉熟烂。用盐、胡椒粉调味即成。

【用法】 佐餐食用。

【功效】 滋补肝肾，抗骨质疏松。

以上推荐佳肴仅供参考，长期食用需咨询专业营养师。

三、避免不健康饮食

吸烟、嗜酒、喝咖啡等生活方式能够导致或加重骨质疏松，因此，日常生活中应当改善生活方式，调整健康心态，做好骨质疏松防治。

（一）忌高盐饮食

摄食过量的盐能够抑制钙结晶的形成及钙吸收、促进钙排泄，不利于骨骼健康。因此，饮食宜清淡，切忌高盐。

（二）忌大量饮用可乐

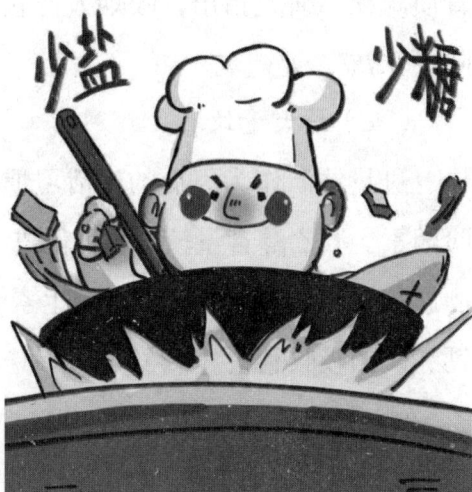

骨质疏松患者宜清淡饮食

可乐中含有非常高的磷、糖和咖啡因等，过量的磷能够与血液中的钙结合，阻碍人体对钙的吸收利用。且当人体钙含量缺乏时，磷能够调节人体骨骼中原有钙含量，加重钙缺乏症状，严重危害骨骼健康，是骨质疏松发病的重要因素。

（三）忌大量喝咖啡

大量饮用咖啡人群钙流失明显，并影响机体对钙的吸收，同时促进大小便对钙的排泄。当机体每天消耗超过330mg咖啡因时骨质疏松发生风险会相应增加。

（四）忌吸烟

吸烟尤其吸烟年限长是骨质疏松发生的危险因素。烟草中主要成分尼古丁能够降低人体钙的吸收和利用，且烟草中的其他有毒成分能够促进骨骼溶解，引发骨代谢异常而导致骨质疏松。研究指出，吸烟人群相比较不吸烟人群骨密度下降了 9.7%。

（五）忌大量饮酒

过量饮酒作为不良的生活习惯也是引发骨质疏松症的危险因素。其乙醇含量较高，可促进人体骨量流失；同时大量饮酒影响人的肝脏功能，引起维生素 D_3 生成减少，降低机体对钙、磷的吸收利用。

（六）忌饮食不均

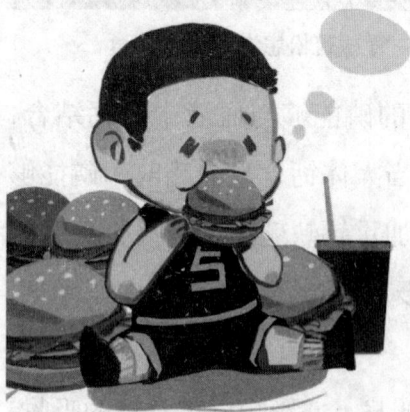

不健康饮食易导致骨质疏松

日常饮食应当均衡，粗粮、细粮、鸡、鸭、鱼、肉、各种蔬菜等食物所含的营养成分是不同的，均衡饮食能够保障机体所需的各种营养物质及微量元素的摄入。因此，不能只偏爱某一种食物，导致机体营养不良。

第二节　科学锻炼　合理运动

随着近年来经济水平的飞速发展，人们的生活方式、交通方式及工作方式也随着转变，快节奏的生活及高强度的工作改变了既往人们的生活。外出、上班能坐车绝对不走路，上下楼有电梯绝对不走楼梯，拜访亲朋好友也已采用电话、微信等现代化的手段代替原有的"登门拜访"，每日拼命忙于事业、工作，或是整天的工作、应酬，占用了大量的外出走动、锻炼的时间。在这种情况下难得的休息日人们一般也会选择"宅家里"，生活方式转变引起缺乏运动而导致患骨质疏松的风险增加。因此，加强体育运动是防治骨质疏松的重要方法。

一、运动对人体的作用

儿童和青少年期是骨骼对运动敏感的关键时期，此阶段的身体活动能最大限度地促进骨骼生长发育，能够延缓骨质疏松症在中老年以后的发生。良好的运动习惯需保持并贯穿于从儿童、青少年到老年的整个生命周期。老年人是一个特殊的群体，大多有一种或多种慢性病，如糖尿病、心血管疾病、骨关节炎甚或癌症，适度的体力活动对老年人预防骨质疏松和管理慢性病有显著益处。

运动对人体大有益处，运动可以加快血液循环，改善大脑功能，还可以使大脑产生使人愉悦和镇静的物质。所以经常运动会使心情和精神状态都变好，运动可以增强肌肉和关节的活力，以及保持动作的灵活、反应的敏捷，同时运动可以增强重要脏器的功能，增强心脏功能，加强膈肌、腹肌的力量，促进胃肠的蠕动，有利于消化和吸收，可以提高机体的免疫功能，保持旺盛的生命力等。运动过程同时要注意不宜过量，应该循序渐进。如果运动过量之后，会造成运动损伤，使身体过劳而受损，所以运动必须要强调适度。

◆ 小 链 接 ◆

骨质疏松症防治药物（二）
——降钙素类

降钙素是一种钙调节激素，能够在减少骨量丢失的同时增加新的骨量，且能明显缓解骨痛，对骨质疏松症及骨折引起的骨痛有效。目前应用于临床有两种：依降钙素类似物和鲑降钙素。

依降钙素	适应证	CFDA批准治疗骨质疏松症和骨质疏松引起的疼痛等
	疗效	增加骨质疏松症患者腰椎和髋部骨密度，降低椎体骨折的风险
	用法	依降钙素注射剂，20U/支，20U肌肉注射，每周1次
		依降钙素注射剂，10U/支，10U肌肉注射，每周2次
	注意事项	少数患者注射后出现面部潮红、恶心等不良反应，偶有过敏现象，可按照药物说明书确定是否做过敏试验
	禁忌证	对本品过敏者
鲑降钙素	适应证	CFDA批准预防因突然制动引起的急性骨丢失和由于骨质溶解、骨质减少引起的骨痛，其他药物治疗无效的骨质疏松症等

续表

鲑降钙素	疗效	增加骨质疏松症患者腰椎和髋部骨密度，降低椎体及非椎体（不包括髋部）骨折的风险
	用法	鲑降钙素鼻喷剂，2ml（4400IU）/瓶，200IU 鼻喷，每日或隔日 1 次
		鲑降钙素注射剂，50IU/ 支，50IU 或 100IU 皮下或肌肉注射，每日 1 次
	注意事项	少数患者注射后出现面部潮红、恶心等不良反应，偶有过敏现象，可按照药物说明书确定是否做过敏试验
	禁忌证	对鲑降钙素或本品中任何赋形剂过敏者

降钙素总体安全性良好，少数患者使用后出现面部潮红、恶心等不良反应，偶有过敏现象，可按照药品说明书的要求，确定是否做过敏试验。降钙素类制剂应用疗程要视病情及患者的其他条件而定。

2012 年欧洲药品管理局人用药机构委员会通过分析发现，长期使用（6 个月或更长时间）鲑降钙素口服或鼻喷剂型与恶性肿瘤风险轻微增加相关，但无法肯定该药物与恶性肿瘤之间的确切关系；鉴于鼻喷剂型鲑降钙素具有潜在增加肿瘤风险的可能，鲑降钙素连续使用时间一般不超过 3 个月。

二、运动是防治骨质疏松的有效方式

运动锻炼不仅仅包括室内健身房体育锻炼，还有亲近大自然的户外运动，运动锻炼的同时接受日光照射，促进机体骨骼对钙的吸收。运动锻炼能够有效增加机体肌力，改善骨骼质量，提高机体平衡能力，有效缓解临床症状及降低跌倒的风险，运动对骨质疏松的防治具有重要的作用。

（一）运动锻炼机械刺激效应

运动锻炼刺激骨骼对骨质有许多好处，运动机械刺激力作用于人体骨细胞，增加其活性，进而促进骨形成，增加了骨质量及骨含量。尤其对于骨量流失较快的老年人群及围绝经期前后女性，运动锻炼能够在一定程度上延缓甚至弥补骨量的流失，有效维持正常的骨代谢水平，发挥其防治骨质疏松的作用。

（二）运动锻炼肌力效应

运动锻炼能够在增加肌肉力量的同时增加骨骼质量，老年人骨量流失往往伴随着相应的肌力下降，有效地运动锻炼能够在保持肌力的同时维持相应的骨量。

（三）运动锻炼激素效应

运动锻炼能调动人体相关激素来保持骨量的正常。相关激素像混凝土一样可加强骨骼质量及强度，促进骨骼生长、发育，有效改善骨代谢水平。因此，长期适量运动锻炼可促使骨密度增加。

（四）运动锻炼补钙效应

人体内 99% 以上的钙储存在骨骼，是骨骼的重要营养元素，缺钙是引起骨质疏松的重要原因之一。而运动锻炼能够促进钙的有效吸收。此外，户外运动锻炼可接受充足的阳光，使维生素 D 增加而加速钙的吸收，对骨量流失有显著缓解作用。

（五）运动锻炼增加全身新陈代谢、促进全身血液循环效应

运动锻炼能够使人体新陈代谢加快，促进机体对营养物质及钙、磷等微量元素的吸收；同时能够促进机体骨骼及全身血液循环，增加骨骼的营养物质及无机盐的沉积，有效延缓骨量流失及骨骼衰老退变。

小链接

骨质疏松症防治药物（三）
——绝经激素类治疗药物（雌/孕激素）

绝经激素治疗类药物主要作用是减少人体骨量的丢失。雌激素补充疗法和雌、孕激素补充疗法能减少骨丢失，降低骨质疏松性椎体、非椎体及髋部骨折的风险，是防治绝经后骨质疏松症的有效措施。

雌/孕激素	适应证	围绝经期和绝经后女性，特别是有绝经相关症状（如潮热、出汗等）、泌尿生殖道萎缩症状，以及希望预防绝经后骨质疏松症的妇女
	疗效	增加骨质疏松症患者腰椎和髋部骨密度，降低发生椎体、髋部及非椎体骨折的风险，明显缓解更年期症状

雌／孕激素	用法	有口服、经皮和阴道用药多种制剂。激素治疗的方案、剂量、制剂选择及治疗期限等应根据患者个体情况而定
	注意事项	严格掌握激素治疗的适应证和楚忌证，绝经早期开始用（60岁以前或绝经不到10年）受益更大。使用最低有效剂量,定期（每年）进行安全性评估,特别是乳腺和子宫
	禁忌证	雌激素依赖性肿瘤（乳腺癌、子宫内膜癌）、血栓性疾病、不明原因阴道出血及活动性肝病和结缔组织病为绝对禁忌证。子宫肌瘤、子宫内膜异位症、有乳腺癌家族史、胆囊疾病和垂体泌乳素瘤者应酌情慎用

绝经妇女正确使用绝经激素治疗注意事项：

1. 子宫内膜癌：对有子宫的妇女长期只补充雌激素，证实可能增加子宫内膜癌的风险。有子宫的妇女应用雌激素治疗时必须联合应用孕激素。

2. 乳腺癌：雌激素加孕激素组5年后乳腺癌风险有所增加。关于绝经激素治疗的全球共识指出，激素治疗与乳腺癌的关系主要取决于孕激素及其应用时间长短。乳腺癌是绝经激素治疗的禁忌证。

3. 心血管疾病：绝经激素治疗不用于心血管疾病的预防。无心血管病危险因素的女性，60岁以前或绝经不到10年开始激素治疗，可能对其心血管有一定的保护作用；已有心血管损害，或60岁后再开始激素治疗，则没有此保护作用。

4.血栓：绝经激素治疗轻度增加血栓风险。血栓是激素治疗的禁忌证。

5.体重增加：雌激素为非同化激素，常规剂量没有增加体重的作用。雌激素对血脂代谢和脂肪分布都有一定的有利影响。

激素补充治疗建议遵循以下原则：①明确治疗的利与弊；②绝经早期开始用（＜60岁或绝经10年之内），收益更大，风险更小；③应用最低有效剂量；④治疗方案个体化；⑤局部问题局部治疗；⑥坚持定期随访和安全性监测（尤其是乳腺和子宫）；⑦是否继续用药，应根据每位妇女的特点，每年进行利弊评估。

三、运动防治骨质疏松症的注意事项

1.骨质疏松症合并急性下腰痛时应卧床休息，避免任何形式的运动。

2.应以伸展运动为主，避免做仰卧起坐运动，防止腰椎椎体骨折。加强背伸肌的锻炼是骨质疏松性下腰背疼痛运动疗法的主要内容。

3.适当控制运动时间和运动强度。运动时间应从几分钟开始，逐渐增加至30min，每周锻炼3～4次。

4. 对老年人或骨质疏松患者建议减少久坐。

5. 鼓励进行多种身体锻炼活动。需注意的是，无论是户外还是居家活动，都要量力而行，应根据自身健康水平，决定身体活动的努力程度。当由于慢性病不能每周进行 150min 中等强度的有氧运动时，应尽其能力和条件允许进行身体锻炼活动。

小链接

骨质疏松症防治药物（四）
——选择性雌激素受体调节剂类

选择性雌激素受体调节剂类不是雌激素，而是与雌激素受体结合后，从而在不同组织发挥类似或拮抗雌激素的不同生物效应。如雷洛昔芬在骨骼与雌激素受体结合发挥类雌激素的作用，抑制骨吸收，增加骨密度，降低椎体骨折发生的风险；而在乳腺和子宫则发挥拮抗雌激素的作用，因而不刺激乳腺和子宫，有研究表明其能够降低雌激素受体阳性浸润性乳癌的发生率。

雷洛昔芬	适应证	CFDA 批准的适应证为预防和治疗绝经后骨质疏松症
	疗效	降低骨转换至女性绝经前水平，阻止骨丢失，增加骨密度，降低发生椎体骨折的风险
	用法	雷洛昔芬片剂，60mg/片，口服，每次 60mg，每日 1 次

续表

| 雷洛昔芬 | 注意事项 | 少数患者服药期间会出现潮热和下肢痉挛症状，潮热症状严重的围绝经期妇女暂时不宜用 |
| | 禁忌证 | 正在或既往患有静脉血栓栓塞性疾病者，包括深静脉血栓、肺栓塞和视网膜静脉血栓者；肝功能减退包括胆汁淤积，肌酐清除率小于 35ml/min 者；难以解释的子宫出血者，以及有子宫内膜癌症状和体征者；对雷洛昔芬或任何赋形剂成分过敏者 |

雷洛昔芬药物总体安全性良好。国外研究报告该药轻度增加静脉栓塞的危险性，国内尚未见类似报道。故有静脉栓塞病史及有血栓倾向者，如长期卧床和久坐者禁用。对心血管疾病高风险的绝经后女性的研究显示，雷洛昔芬不会增加冠状动脉疾病和卒中风险。雷洛昔芬不适用于男性骨质疏松症患者。

四、运动锻炼的指导

"怎么这几天没见老王出来跑步了？"

"你不知道吧！他查出来骨质疏松，现在天天躺家里晒太阳呢。"

"哦哦，这样。那是得好好在家休养休养。"

可能对于不少老年朋友来说，都认为骨质疏松就不能运动了。但真的是这样吗？关于骨质疏松，可能很多人还存在着关于"运动"的认识误区，接下来就和大家好好聊聊。

运动锻炼应当依据年龄、性别、体能、前期锻炼基础及个体健康状况等差异选择适合自己的运动方式、强度及时间。一般来讲，对于年轻人选择运动量较大的运动方式，老年人宜选择运动量较小的运动方式，骨量流失严重或骨质疏松患者应选择适合自己的锻炼方式。依据自身身体情况制定散步、慢跑、打太极拳等适宜个体的运动方式。总体以运动量由小到大，强度适宜，轻度疲劳为限。运动中以出汗、轻度疲乏、肌肉酸痛，休息后能恢复则表明运动量适宜。切忌剧烈运动。

（一）运动强度

锻炼并不是强度越大越好，应当在一定的承受范围内循序渐进，切忌强度过大的激烈运动。在身体一定承受范围内运动强度越大，越有利于骨质的提高，但谨防过度运动造成的骨折及机体其他损伤。运动当以身体出汗、轻度疲倦、肌肉稍感酸痛，但次日感觉精力充沛，精神、食欲等正常表明运动量适中。

有氧运动强度以绝对强度和相对强度两种方式表示。老年人大多数使用相对强度衡量。相对强度多是通过自我感知运动强度衡量，以 0 到 10 级测量。使用相对强度时，需关注体力活动对心率和呼吸的影响，以个体主观用力和疲劳感的程度判断身体活动的强度。老年人比年轻人花费更多的精力完成同样的任务，且能力随年龄增长而下降，相对强度比绝对强度更能指导老年人的活动。老年人进行相对中等强度、相对高强度的活动或两者结合达到提高心肺健康水平，如高强度和速度的步行，中间穿插慢跑、攀爬和跨步能减少骨密度降低。

临床实践中，要仔细评估老年人和骨质疏松患者的运动处方，必须拟订方案的类型、强度和持续时间。处方要通过评估患者的身体状况而定。事实上，高强度的运动对于增加年轻人的骨量是有效的，对于一些老年骨质疏松症患者来说可能并不适用。必须始终尊重运动的进展，对于严重骨质疏松症患者，应避免引发骨折等运动损伤的活动。

（二）运动时间的控制

对于运动时间来说，并没有统一的标准，通常运动强度较大的运动时间可以稍短，运动量较小的有氧运动时间可以较长。常规研究将运动时间一般设为 30 ~ 60min，运动时间可采用渐进式增加。

老年人每周至少应进行 150 ~ 300min 中等强度的身体活动，或相当量（75 ~ 150min）的高强度活动。也可结合中等强度和高强度活动完成相当的活动量，在 1 周内贯穿进行。每周至少 3d 的身体活动有助于降低受伤风险，防止过度疲劳。根据个人喜好，可以在 1d 或 1 周内分几次完成。

步行是老年人易接受、受伤风险极低并可全年各种场合下都能进行的运动。步行是维持骨密度和防止骨密度丢失的一种便捷方法。步行或慢跑达到适合的强度才有效。快走或慢跑对绝经期妇女的髋部和脊柱骨密度有益。低冲击的活动如慢跑结合步行散步，有助于减少绝经期妇女髋部和脊柱骨密度丢失，建议每天至少30min。

小链接

骨质疏松症防治药物（五）
——甲状旁腺素类似物（特立帕肽）

甲状旁腺素类似物是当前促骨形成的代表性药物，国内已上市的特立帕肽是重组人甲状旁腺素氨基端1-34活性片段。

特立帕肽	适应证	CFDA批准用于有骨折高风险的绝经后骨质疏松症的治疗；国外还批准用于男性骨质疏松症和糖皮质激素性骨质疏松症的治疗
	疗效	能有效地治疗绝经后严重骨质疏松，提高骨密度，降低椎体和非椎体骨折发生的危险
	用法	特立帕肽注射制剂，20μg/次，皮下注射，每日1次
	注意事项	少数患者注射特立帕肽后血钙浓度有一过性轻度升高，并在16~24h内回到基线水平。用药期间应监测血钙水平，防止高钙血症的发生；治疗时间不超过2年
	禁忌证	并发畸形性骨炎、骨骼疾病放射治疗史、肿瘤骨转移及并发高钙血症者；肌酐清除率小于35ml/min者；小于18岁的青少年和骨骺未闭合的青少年；对本品过敏者

临床常见的不良反应为恶心、肢体疼痛、头痛和眩晕。在动物实验中，大剂量、长时间使用特立帕肽增加

大鼠骨肉瘤的发生率。但该药在美国上市后7年骨肉瘤监测研究中，未发现特立帕肽和人骨肉瘤存在因果关系。特立帕肽治疗时间不宜超过24个月，停药后应继续使用抗骨吸收药物治疗，以维持或增加骨密度，持续降低骨折风险。

五、常见的运动锻炼方式

（一）常见的传统健身功法

八段锦、太极拳、五禽戏、易筋经等传统健身功法作为中医康复运动疗法，以机体生命整体观作为理论基础，融合中医相关理论，具有较好的强身健体、预防疾病作用。通过运动锻炼促进人体康复的作用，能够显著增加老年人及骨质疏松患者肌肉力量、机体平衡能力，降低跌倒风险，缓解临床疼痛等，同时增强机体整体素质，促进心理健康。

1. 八段锦

八段锦动作简单和缓，运动时既可以用力练习，也可放松进行，适合各个年龄层。具有疏通气血、强健筋骨的作用。能够增强四肢关节的柔韧性，增强自身免疫力，对全身肌肉力量、质量锻炼及骨骼质量、骨密度均也有很好的效果。研究显示，长期八段锦健身功法锻炼能够有效改善骨质疏松患者骨量流失的现状，有利于老年人及骨质疏松患者骨密度的增加。此外也有研究表明，八段锦健身功法能够改善中老年女性激素水平，对于老年人及骨质疏松患者骨量增加及生活质量改善具有显著的作用。为了明天的健康，大家一起练习吧。

第一段　两手托天理三焦

【动作解析】

（1）两足分开，与肩同宽，两手手指相叉。

（2）双手托起至胸前翻掌，双眼注视双手向上望，徐徐上举至头顶。

（3）掌心朝上如托天状，然后同时顺势蹬起两脚跟，尽量向上伸展，保持1~2min。

（4）两手左右分开，两臂放下复原至腿旁，收腿。

两手托天理三焦
第一式

【要点】

上托时深吸气，复原时深呼气。

第二段　左右开弓似射雕

【动作解析】

（1）两足分开，与肩同宽，两腿分开稍弯屈，似骑马姿势，左手在前搭腕于胸前。

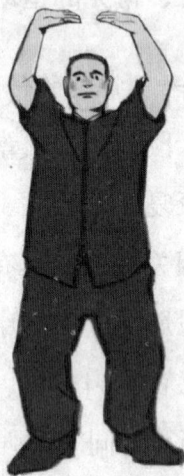

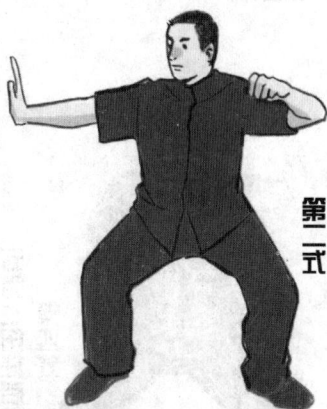

（2）左手小指、无名指及中指收起、翻掌往左伸，右手握拳并往右拉。

（3）头转向左侧，形似拉弓状，保持 2min。

（4）双手动变掌下落，重心右倒，回到桩位。

（5）换边重复开始练习。

【要点】

伸臂及拉弓时吸气，还原时呼气。

左右开弓似射雕

第二式

第三段　调理脾胃须单举

【动作解析】

（1）两足分开，与肩同宽，左手上举到胸前形成抱婴姿势。

（2）左手翻掌上举，五指并紧，指尖向右，右手下按，五指并紧，指尖向前。

（3）双手动作还原，形成桩位，换边重复。

调理脾胃须单举

第三式

【要点】

上举吸气，下落呼气。

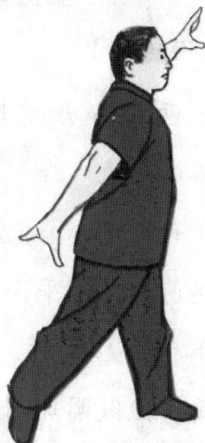

第四段　五劳七伤往后瞧

【动作解析】

（1）两足分开，与肩同宽，双掌自然下垂。

（2）头转向左侧，双手翻掌保持2min。

（3）头向右转回正，双掌翻转回正。

（4）复原姿势到桩位，换右侧重复动作。

五劳七伤往后瞧

第四式

【要点】

向后望时吸气，复原时呼气。

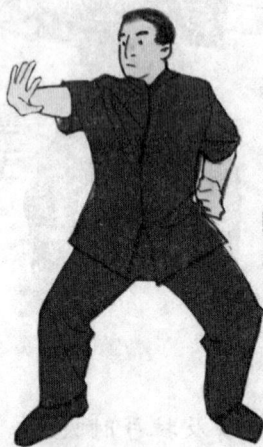

第五段　摇头摆尾去心火

【动作解析】

（1）两足分开，与肩同宽，屈膝半蹲成马步。

（2）两手张开，虎口向内，扶住大腿前部，水平向右转。

（3）往右后伸腰，经过后面回到前面，似做圆环形转摇。

（4）转动数圈后换边重复。

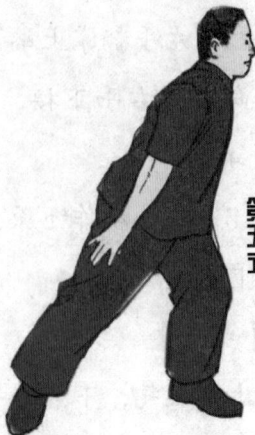

摇头摆尾去心火

第五式

【要点】

在转腰时吸气，复原时呼气。

第六段　两手攀足固肾腰

【动作解析】

（1）并足与肩同宽，两膝挺伸、上身前俯，双手从后腰沿双腿后侧下行。

（2）双手下行至两足跟，沿足跟外侧向脚尖移动并停顿2min（如碰不到脚尖，不必勉强）。

（3）上身慢慢直立，同时双臂上举至两耳侧。

（4）双手下按至腋下，虎口对准两肋，沿身体背部曲线向下至脚跟。重复此动作。

两手攀足固肾腰

第六式

【要点】

本式采用自然呼吸。

第七段　攒拳怒目增力气

【动作解析】

（1）两足分开，与肩同宽，屈膝半蹲成马步，双手握拳至腰间，拳心朝上。

（2）左拳向前推出，拳心向下，双眼向前虎视左拳，右拳向后拉。

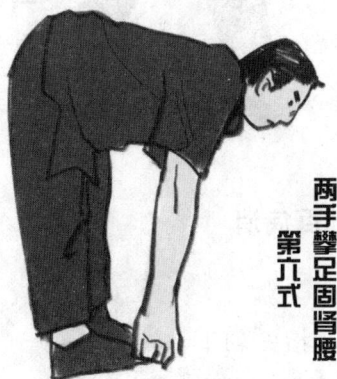

（3）左臂内旋，变拳为掌，虎口向下，双眼注视左掌。

（4）左臂外旋，肘关节微曲，左掌向左侧缠绕，掌心向上后大拇指在内握拳，目视左拳。

（5）左臂曲肘回收至腰间，拳心朝上，目视前方。换边重复练习。

【要点】

击拳时呼气，收拳时吸气。

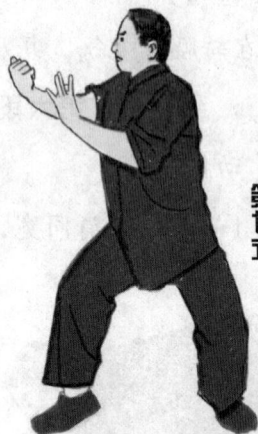

第八段　背后七颠百病消

【动作解析】

（1）直立并足，两掌紧贴腿侧，指尖朝下。

（2）两膝伸直，足跟并拢提起，动作略停，目视前方。

（3）双足跟慢慢着地复原，沉肩、舒臂，目视前方。

【要点】

足跟提起时吸气，足跟着地时呼气。两眼平视，心态舒畅，面带微笑。

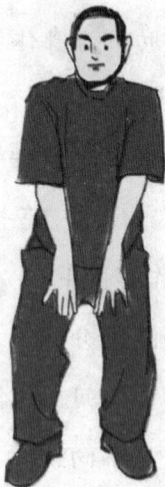

参考国家体育总局版八段锦，骨质疏松症患者及老年人建议在专

业人士或家属陪同下联系。

2. 太极拳

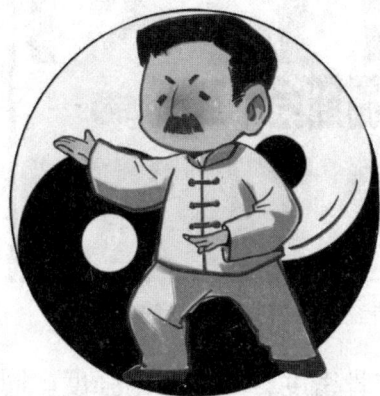

太极拳健身功法为有氧运动，整套动作将人体作为整体，通过锻炼者自身调养气息以强健肌肉筋骨。太极拳相关锻炼动作可有效促进人体骨质的血液循环，改善骨密度，增加老年人及骨质疏松患者的身体平衡性，降低跌倒发生的风险，

传统锻炼方式——太极拳

有效预防骨质疏松或延缓骨质疏松的发展进程。

3. 五禽戏

五禽戏作为中国传统健身功法，由华佗所创，练习者通过模仿虎、鹿、熊、猿、鹤等动作来发挥健身的作用。2011年华佗五禽戏又被国务院命名为第三批国家级非物质文化遗产项目。现代研究表明，五禽戏功法能够维持骨骼健康与肌肉平衡，延缓骨量的流失，增加机体骨密度，改善患者临床症状，发挥明显的防治作用。

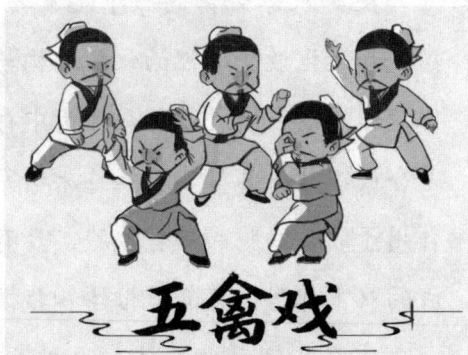

传统锻炼方式——五禽戏

4.易筋经

易筋经传统健身功法作为推拿保健功法，能够锻炼肌肉，促进血液循环，起到内练气血、外练筋骨的作用。研究证实，易筋经

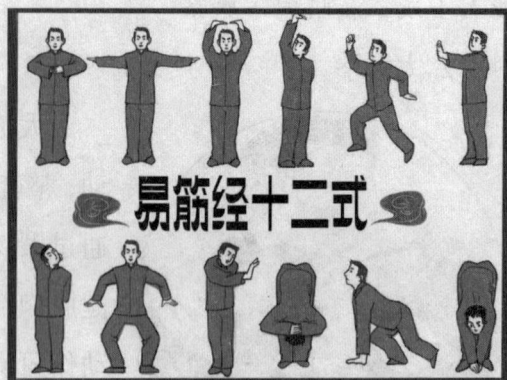

传统锻炼方式——易筋经

传统健身功法锻炼能够有效增加骨密度，增加肌肉强度。同时易筋经锻炼可增加机体平衡性，显著降低老年人及骨质疏松患者跌倒发生的风险及其带来的并发症。

小链接

骨质疏松症防治药物（六）

——锶盐（雷奈酸锶）

锶是人体必需的微量元素之一，参与人体多种生理功能和生化效应。锶的化学结构与钙和镁相似，在正常人体软组织、血液、骨骼和牙齿中存在少量的锶。雷奈酸锶是合成锶盐，体外实验和临床研究均证实雷奈酸锶可同时作用于成骨细胞和破骨细胞，具有抑制骨吸收和促进骨形成的双重作用，可降低椎体和非椎体骨折的发生风险。

雷奈酸锶药物总体安全性良好。常见的不良反应包

雷奈酸锶	适应证	CFDA 批准用于治疗绝经后骨质疏松症
	疗效	能显著提高骨密度，改善骨微结构，降低发生椎体和非椎体骨折的风险
	用法	雷奈酸锶干混悬剂，2g/袋，口服，每次 2g，睡前服用，最好在进食 2h 之后服用
	注意事项	不宜与钙和食物同时服用，以免影响药物吸收
	禁忌证	伴有已确诊的缺血性心脏病、外周血管病和（或）脑血管疾病者，或伴有未控制的高血压者；肌酐清除率 <30ml/min 的重度肾功能损害者

括恶心、腹泻、头痛、皮炎和湿疹，一般在治疗初始时发生，程度较轻，多为暂时性，可耐受。罕见的不良反应为药物疹伴嗜酸性粒细胞增多和系统症状。具有高静脉血栓风险的患者，包括既往有静脉血栓病史的患者，以及有药物过敏史者，应慎用雷奈酸锶。同时，需要关注该药物可能引起心脑血管严重不良反应，2014 年欧洲药品管理局发布了对雷奈酸锶的评估公告：在保持雷奈酸锶上市许可的情况下限制该药物的使用，雷奈酸锶仅用于无法使用其他获批药物治疗严重骨质疏松症患者。用药期间应对这些患者进行定期评估，如果患者出现了心脏或循环系统问题，例如发生了缺血性心脏病、外周血管病或脑血管疾病，或高血压未得到控制，应停用雷奈酸锶。存在某些心脏或循环系统问题，例如卒中和心脏病发作史的患者不得使用本药物。

（二）当代常见锻炼方式

1.健骨操

"健骨操"已成为人们促进骨骼健康的新理念。为人们强健骨骼提供了新的选择。运动可以加快血液循环，增强肌肉和关节的活力，以及保持动作的灵活、反应的敏捷，提高机体的免疫功能，有效预防骨质疏松的发生。

准备：

首先调节呼吸。吸气，双臂从身体两侧向上，呼气，自然下摆，重复4次深而缓慢的呼吸。

第一节　生根发芽

【动作解析】

（1）双腿并拢，脚尖朝前，吸气，呼气，屈双膝下蹲，双臂从身体前侧上举过头顶。

（2）吸气，起身还原。

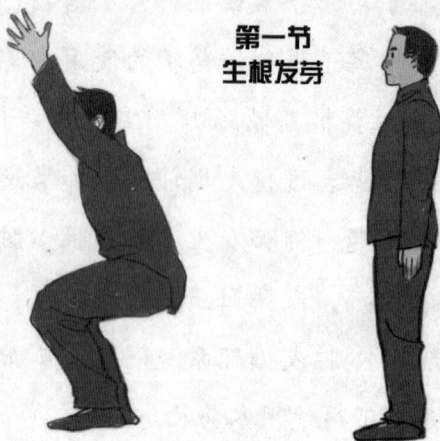

第一节
生根发芽

【要点】

下蹲时臀部向后，像坐在椅子上，大腿收紧，膝关节并拢不要超过脚尖，重复4遍。

【作用】

锻炼骨骼关节稳定支撑能力，提升肩、髋、膝、踝关节的排列协调能力。

第二节　培土固根

【动作解析】

（1）左脚向正前弓步迈出，双臂前平举，右膝可弯曲以保持平衡。

（2）从髋部折叠，上身前屈，双手轻触左脚两侧地面。

（3）上身回正。

（4）左脚回撤，手臂落回。

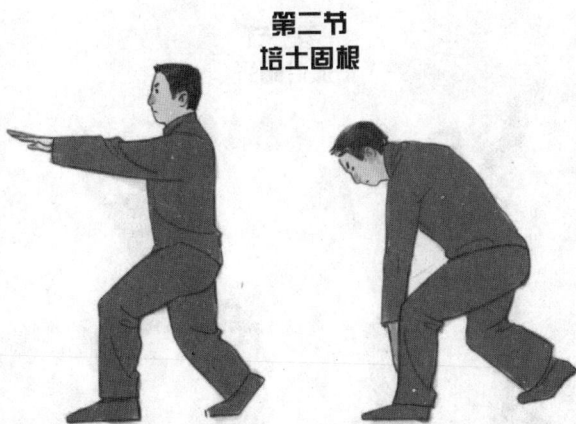

第二节
培土固根

【要点】

上身前倾和回正的过程，需始终保持髋部和两膝的稳定。

【作用】

锻炼骨骼关节行走支撑能力，提升身体屈伸功能。

第三节　沐浴阳光

【动作解析】

（1）左腿向左迈一大步，屈双膝，双臂从身体两侧斜向上举起。

（2）身体左倾。

（3）身体回正。

（4）收左脚，落手臂。

【要点】

下蹲时，屈膝方向应指向脚尖；身体侧倾时，需保持髋部稳定，重心始终在两脚之间。

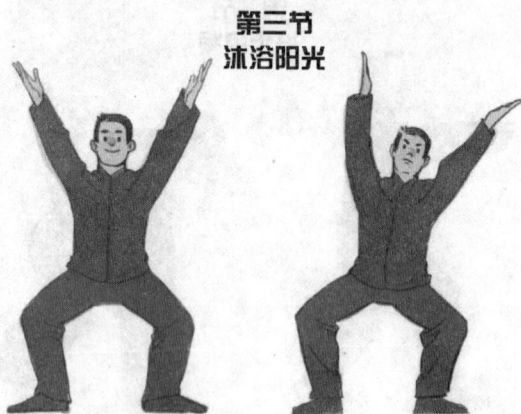

第三节
沐浴阳光

【作用】

锻炼骨骼关节侧向移动稳定能力，提升身体侧屈摆动能力。

第四节　向上生长

【动作解析】

（1）左腿向后撤呈弓步，双臂前平举。

（2）双臂上举外展，抬头，胸部打开。

（3）手臂回落体前。

（4）收左腿，落手。

【要点】

展臂挺胸时切忌塌腰。

【作用】

锻炼骨骼关节后方移动支撑能力，提升脊柱后伸和大腿后侧肌群的力量。

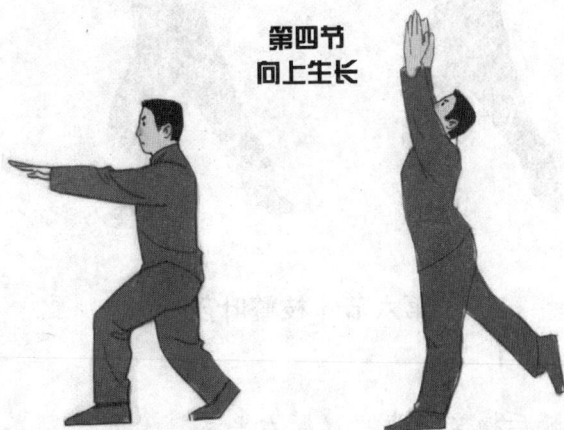

第四节
向上生长

第五节　回转壮体

【动作解析】

（1）左脚向左前方迈步，双臂前平举。

（2）髋部不动，上身和手臂向左旋转。

（3）上身转回。

（4）收腿落手。

【要点】

迈腿斜前弓步时屈膝方向指向脚尖；躯干旋转时应由腰部发力。

【作用】

锻炼骨骼关节斜向移动稳定能力，提升身体旋转稳定功能。

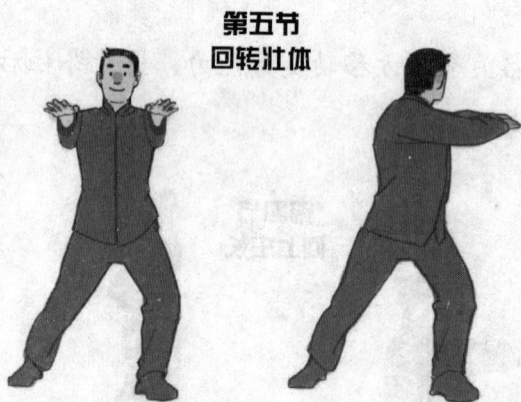

第五节
回转壮体

第六节　枝繁叶茂

【动作解析】

（1）左腿后撤呈弓步，双臂右平举。

（2）重心前移，吸左腿，双臂落体侧后，左臂侧平举，右臂前平举。

（3）左腿伸直后展，双臂从体前侧上举外展，抬头挺胸。

（4）收腿落手臂。

【要点】

整个过程需保持身体平衡和心理平和。

【作用】

锻炼单腿支撑稳定能力，提高神经、上肢、下肢的稳定协调能力。

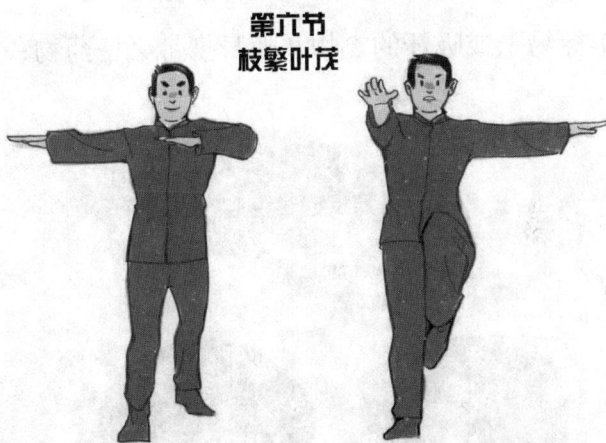

第六节
枝繁叶茂

结束动作：

（1）腹式呼吸：呼气，收小腹，肚脐轻柔地拉向脊柱；吸气，小腹鼓起，3~6次。

（2）完全式呼吸：呼气，小腹内收，吸气，小腹鼓起，胸腔打开，上背部外展；呼气，胸腔回落，小腹内收，肋骨下端拉向脊柱。

参照国家卫生健康委员会推荐的"健骨操"版本制订，骨质疏松症患者及老年人建议在专业人士或家属陪同下练习。

2. 健步走

健步走是典型的有氧运动，强度适中，具有强身健体的作用。根据美国疾病控制与预防中心研究发现，每天健走约5km，每分钟速度达90~120步，持续15个星期，可以显著增加全身骨质密度0.4%。

健步走时需要注意的事项：

（1）选择舒适的软底运动鞋或专业健走鞋；

（2）穿易干或吸汗的衣物及随身携带必备药物；

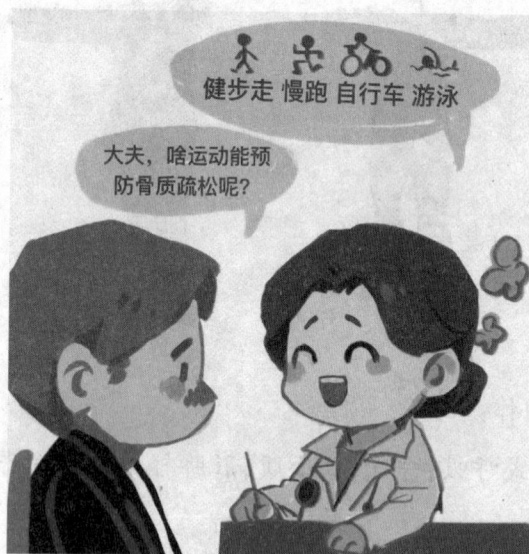

常见的现代锻炼方式

（3）健走场地应选择树荫下、平路上；

（4）开始健走前要做好热身及肌肉拉伸运动，以便身体能够及时适应接下来的运动；

（5）正确的健走姿势是脚步迈开、迈大，脚后跟先着地，手臂配合甩动；

（6）准备好饮用水；

（7）正常人每天健走 10 000 步左右，步数分配大致为"朝三暮四"（早上 3000 步，上午至下午 3000 步，晚上 4000 步），但具体以个人身体状况为准；

（8）健走时心率的要求：中老年人大致为 150 – 年龄 = 适宜心率（约 100 次 /min），40 岁上下的中青年大致为 170 – 年龄 = 适宜心率（120 ～ 130 次 /min）。

3. 慢跑

跑步可以促进血液循环，增加肌力，保持关节的灵活性，同时也可以改善协调和反应能力，刺激和抑制人体相关激素的分泌，促进骨骼的强健，从而提高自身骨密度。对于青少年来说，他们正处在成长发育期，每天应该有 1 个小时左右的体育锻炼时间，而慢跑就是不错的运动选择之一。对于中老年人来说，每次身体运动的运动负荷不必太大，如果太大，则每周运动的间隔也应大些，以保证两次运动锻炼的间隔，使身体能得到充分地休息。

长期科学的跑步运动，可使骨密质增厚，骨的围度变粗。

适当的体育锻炼对于保持老年人骨骼的弹性，延缓骨的退行性变化亦有益处。因此，跑步对于改善和预防骨质疏松的效果是非常明显的。

4. 自行车运动

骑行运动有助于提高心肌工作能力，加强心肌收缩力，改善肥胖者心血管系统负荷，减轻心脏负荷，从而改善心血管系统的功能。骑行运动也可改善肺部功能，减少人体多余脂肪。相关研究表明，自行车运动对老年性骨质疏松有明显疗效，且能有效提高患者的骨密度，促进骨吸收，对缓解骨质疏松症状和预防骨折具有良好的作用。

5. 游泳

游泳运动是一项全身性运动，它能通过全身骨骼肌活动和水对骨产生的压力，进而促进骨形成、骨强度增加以及骨量积累，减缓随年龄增长而发生的骨丢失。另外，游泳能增强肌肉力量，还能提高动作的灵活性、速度和耐力，并且能改善四肢血液循环和机体新陈代谢。游泳可有效锻炼全身肌肉，冷水可以刺激血管，使血管有效地收缩和舒张，老年人大多具有高血压、冠心病等疾病，这是其他运动无法替代的优势。

6. 球类

篮球、排球等球类运动属于冲击性运动，运动过程中球类对身体高强度的冲击直接作用于骨骼，促进骨骼强健，致骨密度增加，对预防老年人骨质疏松具有积极的作用。一方面，球类运动可促进骨质形成，并能使维生素 D 增加，从而促进钙质吸收，减少骨丢失。另一方面，球类运动是以有氧代谢供能为主的全身性运动，在频繁跑动和快速移动的击球过程中，全身各个器官、系统的机能和基本活动能力得到全面地锻炼，特别是双臂、腰腹及下肢腿部肌肉力量的增加，加强了对骨骼的刺激，有利于骨质的生成。

小链接

骨质疏松症防治药物（七）
——活性维生素 D 及其类似物

目前国内上市用于治疗骨质疏松症的活性维生素 D 及其类似物有 1α 羟基维生素 D_3（α－骨化醇）和 1, 25 双羟维生素 D_3（骨化三醇）两种，国外上市的尚有艾迪骨化醇。因不需要肾脏 1α－羟化酶羟化就有活性，故得名为活性维生素 D 及其类似物。活性维生素 D 及其类似物更适用于老年人、肾功能减退以及 1α 羟化酶缺乏或减少的患者，具有提高骨密度、减少跌倒、降低骨折风险的作用。

治疗骨质疏松症时，应用上述剂量的活性维生素 D 总体是安全的。长期使用时，应在医师指导下使用，不宜同时补充较大剂量的钙剂，并建议定期监测患者血钙和尿钙水平。在治疗骨质疏松症时，可与其他抗骨质疏松药物联合应用。

α－骨化醇	适应证	CFDA批准的适应证为绝经后及老年性骨质疏松症等
	疗效	能促进骨形成和矿化，并抑制骨吸收。能增加老年人肌肉力量和平衡能力，减少跌倒的发生率，进而降低骨折风险
	用法	胶囊，0.25μg/粒、0.5μg/粒或1.0μg/粒，口服，每次0.25～1.0μg，每日1次
	注意事项	治疗期间应注意监测血钙和尿钙，特别是同时补充钙剂者;肾结石患者慎用
	禁忌证	高钙血症者
骨化三醇	适应证	CFDA批准的适应证为绝经后及老年性骨质疏松症等
	疗效	适当剂量的活性维生素D能促进骨形成和矿化，并抑制骨吸收;有研究表明，活性维生素D对增加骨密度有益，能增加老年人肌肉力量和平衡能力，降低跌倒风险，进而降低骨折风险
	用法	胶囊，0.25μg/粒、0.5μg/粒，口服，每次0.25μg，每日1~2次，或0.5μg/次，每日1次
	注意事项	治疗期间注意监测血钙和尿钙，特别是同时补充钙剂者;肾结石患者慎用
	禁忌证	高钙血症者

骨质疏松症防治药物（八）

——维生素K类（四烯甲萘醌）

四烯甲萘醌是维生素K_2的一种，口服作用于人体，具有提高骨量的作用。

四烯甲萘醌	适应证	CFDA 批准的适应证为提高骨质疏松症患者的骨量
	疗效	促进骨形成，并有一定抑制骨吸收的作用，能够轻度增加骨质疏松症患者的骨量
	用法	胶囊，15mg/粒，口服，每次 15mg，每日 3 次
	注意事项	主要不良反应包括胃部不适、腹痛、皮肤瘙痒、水肿和转氨酶轻度升高
	禁忌证	服用华法林的患者

第三节　日常生活　预防跌倒

一、老年人常见的跌倒原因

随着老年人年龄增长，机体肌力减退，视力、反应速度等逐渐下降，跌倒概率显著增减，伴随着多数老年人不同程度患有骨量流失或骨质疏松，跌倒引发的骨折越来越多，所引起的致残率及致死率亦显著增加。研究显示，老年人 90% 以上的骨折由跌倒引起。因此，在日常生活中需重视骨质疏松患者跌倒问题，即做到防摔、防碰、防绊、防颠。

二、预防老年人跌倒的常见措施

做好骨质疏松患者的家庭日常生活防护十分重要。例如，家具放置要满足实际需要，尽量减少不必要的家具，以免成为骨质疏松患者活动的障碍物。尽可能避免家里小物品乱摆乱放，保持室内环境整洁舒适，时刻注意引起骨质疏松患者出现意外的磕碰物。医院常会见到骨质疏松患者骨折入院，当询问病史时会发现引起骨折的原因就是被家里乱摆放的拖鞋或是家里小孩的玩具绊倒的！

室内地面及卫生间也是日常防护的重点。地面应当平整，尽可能避免有高低不平的坎儿。地面尽量不要铺放小块地毯，以防小块地毯与地面之间或者是小块地毯拼接处出现高低不平的台阶。有统计数据显示，骨质疏松骨折患者跌倒原因中约30%的是在卫生间跌倒造成的。因此，卫生间一定要有防滑设备。对于重症骨质疏松患者去卫生间最好有家人看护。

小链接

骨质疏松患者日常生活需注意及预防摔倒主要措施

1. 上下楼要一步一个台阶，动作缓慢；

2. 高处取物品不要爬活动梯子；

3. 尽量不要弯腰搬大件、重物等物品；

4. 尽量不要手提重物，更不能用手向上举重物；

5. 外出乘坐交通工具尽量不要拥挤，以免发生意外；

6. 尽量选择路面平整、避免颠簸的出行线路及交通工具；

7. 家里不存放不稳固的家具，特别是摇摆晃动的椅子；

8. 家里地板不要铺放随着人移动而滑溜或容易钩绊的地面铺设物；

9. 保持地面平整，通道尽量不放置杂物，如小板凳、儿童玩具等，以防老人活动时被绊倒；

10. 家里家具摆放整齐，电线、插排线和网线之类的绊脚物应当收放整齐；

11. 老年人在家里活动时避免穿带跟或滑底的鞋，防止老年人用脚去钩脱落物时引起摔跤；

12. 家里楼梯处、走廊中照明要充足，开关应当安在老年人容易够着的地方；

13. 卫生间必要时安装防滑设备，潮湿地面及时擦干，放置塑料地毯、室内防滑鞋，洗浴、马桶旁安装把手等。

第四节 中医疗法 合理保健

防治骨质疏松，中医有何妙招呢？

早在 2000 多年前的《黄帝内经》中就明确提出中医学诸多疾病防治系统的重要分支——"治未病"理论，其理论科学内涵主要包括"未病先防、既病防变、瘥后防复"，从疾病预防、治疗及康复等方面进行了理论指导。在中医学"治未病"理论的指导下，在骨质疏松症防治过程中充分发挥中医学鲜明的特色及优势，始终贯彻"未病先防"理论，积极普及认识骨骼健康知识，使各年龄阶段及特殊生理状况的人群对自己是否患有骨质疏松或骨量减少提前做出评估，在衣食住行等诸多方面及早预防并贯彻终身预防。

一、中医防治骨质疏松的原则

（一）未病先防，摄生保健，降低骨质疏松症发病风险

饮食有节，起居有常，不妄作劳，精神内守，建立良好的生活习惯。《黄帝内经》:"上古之人，法于阴阳，和于术数，饮食有节，起居有常，不妄作劳，故能形与神俱，而尽终天年，度百岁乃去。""虚邪贼风，避之有时，恬淡虚无，真气从之，精神内守，病安从来？"因此，日常生活中应当结合"药食同源"与"均衡营养"，科学制定膳食结构，合理饮食，注意节制饮食，均衡营养，避免吃的过饱或只喜欢吃某一种食物，防止伤及正气。五脏所主五味与四时关系密切，应根据季节不同，调整饮食，如春季减酸增甘，冬季减咸增苦等，以达到预防骨质疏松的目的。同时，树立健康生活观念，应养成良好作息习惯，做到劳逸结合。饮酒影响骨代谢和干扰神经肌肉协调性，易跌倒发生骨折风险，应尽早戒除或减少不良生活方式。克服或者是调整情志抑郁、焦虑、恐惧等情绪，

日常应广泛参加社交活动，多沟通，保持心情舒畅，自我调节，适应环境变化。因此，基于中医"治未病"理论，做到饮食有节、起居有常、不妄作劳、精神内守，培养良好的生活习惯，注重摄生保健，疏通气血，调和阴阳，顺应四时养生，补肾保精，顾护正气，对骨质疏松防治意义重大。

（二）既病防变，已病早治，延缓病程，预防跌倒

骨质疏松症所引起的疼痛、腰膝酸软、脊柱变形等症状，甚至轻微的外力便可造成骨质疏松性骨折，严重影响患者的生活质量。"既病防变"是"治未病"思想更深层次的体现。35～40岁人体骨含量开始流失，应早期干预、及时治疗，延缓骨量流失、骨质疏松症及骨质疏松性骨折的发生。中药热敷、中药溻渍、中药熏蒸、中药蜡疗和穴位贴敷等传统外治法可有效缓解疼痛，提高行动能力。推荐药膳调养、保健功法等，因时、因地、因人制宜，延缓疾病进展。对于中老年人群骨质疏松症患者，从人文情怀层面、公共设施建设，到居家装修，都应科学并加以完善。预防老年人群因摔倒引发骨折，预防跌倒也是避免骨质疏松性骨折的最直接和最有效措施。

（三）瘥后防复，强筋柔骨，形神合一，长期治疗

骨质疏松症患者一旦发生骨质疏松性骨折，除需要治疗骨折外，更需要注意患者肢体生理功能的恢复，改善生存质量，做到"肢体康复、健康生存"。在恢复期，医生应当积极指导患者主动活动，依据患者自身的身体情况选择适合患

者自身的锻炼方式，进行早期康复锻炼。同时注意患者的心理状态，很多老年患者在患病期间往往因为心理恐惧、抑郁、自卑等心理，严重影响患者的生活质量及患者的康复，医生、家属应当及时发现，积极鼓励，使患者正确认识骨质疏松症，消除患者的心理负担，给患者树立长期坚持治疗康复，定期复诊的正确观念。

小链接

治疗骨质疏松常用中成药

仙灵骨葆胶囊	组成	淫羊藿、续断、丹参、知母、补骨脂、地黄
	用法	口服，一次3粒，一日2次，4～6周为1疗程;或遵医嘱
	功效	滋补肝肾，接骨续筋，强身健骨
	适应证	用于骨质疏松和骨质疏松症、骨折、骨关节炎、骨无菌性坏死等
	性状	本品为硬胶囊，内容物为棕黄色至棕褐色的颗粒或粉末;味微苦
护骨胶囊	组成	制何首乌、淫羊藿、熟地黄、龟甲、巴戟天、杜仲、续断、骨碎补、当归、山药
	用法	每次4粒，一日3次，饭后30min服用，3个月为1个疗程
	功效	补肾益精
	适应证	肾精亏虚，腰脊疼痛，酸软无力，下肢痿弱，步履艰难，足跟疼痛，性欲减退，头晕耳鸣;原发性骨质疏松见上述证候者
	性状	硬胶囊，内容物为黄棕色至棕色粉末;气微香，味微甘

续表

壮骨止痛胶囊	组成	补骨脂、淫羊藿、枸杞子、女贞子、骨碎补、狗脊、川牛膝
	用法	口服，一次4粒，一日3次，3个月为1疗程，服用1～2疗程
	功效	补益肝肾，壮骨止痛
	适应证	原发性骨质疏松症属肝肾不足证，症见腰背疼痛、腰膝酸软、四肢骨痛、肢体麻木、步履艰难，舌质偏红或淡，脉细弱等
	性状	胶囊剂，内容物为棕色至棕褐色细颗粒；气微，味微酸、微苦
骨疏康胶囊	组成	淫羊藿、熟地黄、骨碎补、黄芪、丹参、木耳、黄瓜子
	用法	口服，一次4粒，一日2次，疗程6个月
	功效	补肾益气，活血壮骨
	适应证	肾虚兼气血不足所致的原发性骨质疏松症，症见腰背疼痛、腰膝酸软、下肢痿弱、步履艰难、神疲、目眩、舌质偏红或淡，脉平或濡细
	性状	硬胶囊，内容物为棕黄色或棕褐色粉末；味苦
金天格胶囊	组成	人工虎骨粉
	用法	口服，一次3粒，一日3次，一个疗程为3个月
	功效	具有健骨作用
	适应证	腰背疼痛，腰膝酸软，下肢痿弱，步履艰难等症状的改善
	性状	胶囊剂，内容物为类白色或淡黄色粉末；气微，无味
骨松宝胶囊	组成	淫羊藿、续断、赤芍、川芎、知母、莪术、三棱、地黄、牡蛎
	用法	口服，一次1袋；治疗骨折及骨关节炎，一日3次；预防骨质疏松，一日2次，30d为1疗程
	功效	补肾活血，强筋壮骨
	适应证	骨痿（骨质疏松）引起的骨折、骨痛、骨关节炎以及预防更年期骨质疏松
	性状	淡棕色至棕褐色的胶囊；气微香、味微苦

续表

强骨胶囊	组成	骨碎补总黄酮
	用法	饭后用温开水送服，一次1粒，一日3次，3个月为1疗程
	功效	补肾，强骨，止痛
	适应证	肾阳虚所致的骨痿
	性状	胶囊剂，内容物为棕红色至棕褐色粉末；无臭，味苦、微涩
杜仲壮骨胶囊	组成	杜仲、人参、三七、细辛、乌梢蛇、金铁锁、川芎、当归、秦艽、独活、白术、狗骨胶、桑枝、石楠藤、淫羊藿、木瓜、续断、附片、大血藤、威灵仙、寻骨风、黄芪、防风
	用法	口服，成人一次2～4粒，12～13岁2~3粒，8～10岁1～2粒，一日3次，用酒或温开水送服
	功效	益气健脾，养肝壮腰，活血通络，强健筋骨，祛风除湿
	适应证	风湿痹痛，筋骨无力，屈伸不利，步履艰难，腰膝疼痛，畏寒喜温
	性状	胶囊剂，内容物为棕褐色颗粒；气香，味微苦

二、中医辨证防治骨质疏松

骨质疏松症防治在中医"整体观念，辨证论治"的理论基础上，坚持"辨证施治，病证结合，整体调节，防治结合"的思路，临床遣方用药，不断完善中药复方治疗骨质疏松的配伍规律、疗效关系，充分考虑治疗的长期性，随时关注患者中医症候变化，调整组方用药。达到"延缓骨量丢失，改善临床症状，增加骨量，降低骨折风险，提高生存质量"的治疗目的。治疗过程中，应持续关注服用中药的安全性。中医依据患者发病机制、临床特征，将原发性骨质疏松症分为：肾阳虚证、肝肾阴虚证、脾肾阳虚证、肾虚血瘀证、脾胃虚弱证和血瘀气滞证等6个证型，临床应用经方加减治疗，同时使用具有国药准字号的中成药治疗。

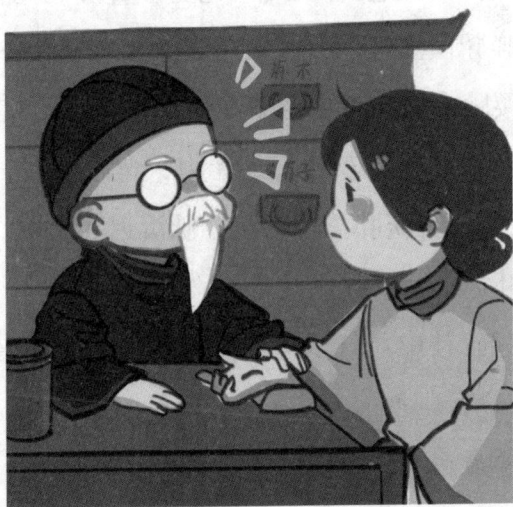

中医辨证论治骨质疏松

（一）肾阳虚证

主症：腰背冷痛，酸软乏力。

次症：驼背弯腰，活动受限，畏寒喜暖，遇冷加重，尤以下肢为甚，小便频数，舌淡苔白，脉弱等。

治法：补肾壮阳，强筋健骨。

推荐方剂：右归丸（《景岳全书》）加减。

（二）肝肾阴虚证

主症：腰膝酸痛，手足心热。

次症：下肢抽筋，驼背弯腰，两目干涩，形体消瘦，眩晕耳鸣，潮热盗汗，失眠多梦，舌红少苔，脉细数等。

治法：滋补肝肾，填精壮骨。

推荐方剂：六味地黄汤（《小儿药证直诀》）加减。

（三）脾肾阳虚证

主症：腰膝冷痛，食少便溏。

次症：腰膝酸软，双膝行走无力，弯腰驼背，畏寒喜暖，腹胀，面色白，舌淡胖，苔白滑，脉沉迟无力等。

治法：补益脾肾，强筋壮骨。

推荐方剂：补中益气汤（《脾胃论》）合金匮肾气丸（《金匮要略》）加减。

（四）肾虚血瘀证

主症：腰脊刺痛，腰膝酸软。

次症：下肢痿弱，步履艰难，耳鸣，舌质淡紫，脉细涩等。

治法：补肾强骨，活血化瘀。

推荐方剂：补肾活血汤（《伤科大成》）加减。

（五）脾胃虚弱证

主症：腰背酸痛，体瘦肌弱。

次症：食少纳呆，神疲倦怠，大便溏泄，面色萎黄，舌质淡，苔白，脉细弱等。

治则：益气健脾，补益脾胃。

推荐方剂：四君子汤、参苓白术散（《太平惠民和剂局方》）加减。

（六）血瘀气滞证

主症：骨节刺痛，痛有定处。

次症：痛处拒按，筋肉挛缩，多有骨折史，舌质紫暗，有瘀点或瘀斑，脉涩或弦等。

治法：理气活血，化瘀止痛。

推荐方剂：身痛逐瘀汤（《医林改错》）加减。

三、中医非药物治疗骨质疏松

传统中医外治法为防治骨质疏松症的重要措施，主要有针灸疗法、穴位注射疗法、埋线疗法、艾灸疗法、小针刀疗法等，能够显著缓解骨质疏松症患者全身骨痛、腰膝酸软、行走无力、畏寒喜暖等临床症状，提高患者的生活质量，有效发挥防治骨质疏松症的作用，降低骨质疏松性骨折的发病率，同时具有治疗费用显著降低、毒副作用小、患者的依存性高等独特的优势。

（一）针灸

针灸为目前临床上常用治疗方法，能够对机体从整体多脏腑、多靶点进行全面调理，治疗效果明显，同时具有安全、无毒副作用、费用低等优点。近年来大量研究证实，针灸能够显著缓解患者全身骨痛、腰膝酸软、行走无力、畏寒喜暖等临床症状，同时能够增加患者的骨密度水平，促进机体外周血清维生素 D、Ⅰ 型胶原氨基端延长肽等骨形成指标的表达水平，降低患者 β-Ⅰ 型胶原羧基端肽等骨吸收指标水平的表达，有效降低骨质疏松患者发生骨质疏松骨折的风险，提高患者的生活质量及生活水平。

（二）埋线治疗

埋线作为微创的治疗方式，具有操作简便、持续地刺激穴位、费用低、毒副作用小等优势，其作用机理是基于针灸的治疗原理防治骨质疏松症有效的非药物治疗方法。近年来临床研究证实，埋线治疗能够显著改善骨质疏松症患者的中医证候积分、生活质量评分及疼痛视觉评分等临床症状及显著增加患者的骨密度水平。此外，能够提高绝经后骨质疏松症患者的雌二醇、碱性磷酸酶等指标的表达水平。

（三）穴位注射

穴位注射疗法是以传统中医针灸经络腧穴基础理论为指导，结合现代药学中的药物药理作用和注射方法而形成的一种独特疗法，又称为"水针疗法"，具有持久发挥治疗作用的优势。研究表明，穴位注射治疗能够显著缓解患者疼痛的症状及缩短患者疼痛的时间，明显改善患者的生理功能及社会功能，患者生活水平及生活质量得到显著提高。此外，穴位注射能够有效降低骨质疏松症患者骨吸收指标及提高骨形成指标，进而通过增强成骨的活性，抑制破骨细胞的活性来调节维持正常的骨代谢水平，使患者骨密度水平显著增加，有效延缓骨质疏松症的进展及预防骨质疏松性骨折的发生。

（四）艾灸治疗

艾灸是用艾叶制成的，通过艾灸产生的艾热刺激体表穴位或特定部位，激发经气的活动来调整人体紊乱的生理生化功能，从而达到防病治病目的的一种治疗方法。结合药物能够有效发挥温经通络补虚、行气活血散瘀之功。研究证实，中药灸疗能够显著改善骨质疏松症患者腰膝酸软、行走无力、畏寒喜暖等临床症状，显著增加患者的骨密度表达水平及绝经后骨质疏松症患者体内雌激素的水平。艾灸常用选穴以辨证循经选穴为基础，结合患者的体质及中医辨证分型选用相应的药物及穴位。

（五）小针刀

小针刀是在古代九针中的镵针、锋针等基础上，结合现代医学外科用手术刀而发展形成的治疗方法，由朱汉章先生发明，至今已有近40年的历史，具有"简、便、廉、效"等优势。研究证实，小针刀治疗能够显著改善骨质疏松症患者的疼痛症状及缩短症状改善的时间，日常生活能力及生活水平得到显著改善。

（六）耳穴贴压

耳穴贴压作为传统的中医外治方法，其理论基础为耳针疗法，操作简单易行，且无不良反应。临床相关研究表明，王不留行耳穴贴压治疗骨质疏松症患者能够显著降低患者头痛的临床症状，其能够有效改善绝经后骨质疏松症患者骨钙素、雌二醇及Ⅰ型胶原交联羧基末端肽等骨转化标志物，能够通过调节异常的骨代谢水平发挥治疗骨质疏松症的作用。

（七）推拿

推拿作为一种物理治疗，无毒副作用，受到广大患者的喜爱，但一直以来被认为是治疗骨质疏松症的禁忌，目前对于其治疗骨质疏松症的研究不多，随着人们对医疗服务水平要求的提高，推拿治疗将成为研究的热点。有研究表明，推拿能够增加机体对钙的吸收及维生素D的活化。此外，推拿手法治疗能够有效缓解骨质疏松症患者疼痛等临床症状，显著缩短疗程，明显改善患者的生活质量及生活水平，远期疗效肯定。但是骨质疏松症患者因为骨密度和骨强度都非常低，骨脆性非常大，在治疗的过程中操作者力道拿捏不好，非常容易出现骨折。骨质疏松症出现的脆性骨折，它的手术治疗效果和保守治疗的效果都十分理想，愈合也较差，时间也比普通患者要长，所以骨质疏松症患者推拿治疗需要慎重对待，以免造成一些不良的临床后果。

第五节　自我管理　三级预防

一、日常起居需注意，生活节奏需管理

（一）硬骨头是太阳晒出来的

现代医学研究表明，在太阳光的照射下能够使皮肤内的维生素 D 被紫外线激活，激活后的维生素 D 转变为维生素 D_3，能够促进钙在体内及骨骼内的吸收，从而增加骨量，强健骨骼。因此，不管任何年龄段人群，多增加户外活动，多晒太阳，给机体生产更多可用的维生素 D_3，晒太阳能够晒出来硬骨头。然而，当前许多女性喜欢用太阳伞、防晒霜等，在一定程度上阻止了皮肤生

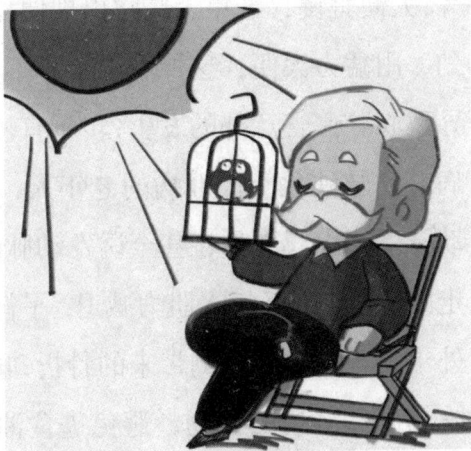

多晒太阳有助于防治骨质疏松

成可用的维生素 D_3，易于引发骨量流失甚至骨质疏松。

（二）出行交通选择好，生活健康没烦恼

为提升老年人及骨质疏松患者生活质量和生活水平，在条件允许的情况下，可以外出旅行，在外出活动时特别要注

意交通工具的选择，尽量避免乘坐颠簸的交通工具。选择安全、舒适、平稳的交通工具；旅途中适当变换舒服的姿势，尽量避免长时间处于一种姿势；上下交通工具时要格外小心，以防因拥挤而跌倒；重症骨质疏松患者尽量避免在路面不平的地方出行，以免造成脊柱压缩性骨折。

（三）缓慢的生活节奏，高效的生活质量

老年人日常生活管理应当放慢生活节奏。首先早晨起床宜慢，既往心电图监测研究表明，老年人清晨起床或夜间起床解便时，心电图出现较大的波动，易于导致脑缺血和缺氧等；大便宜慢，老年人经常出现便秘情况，很多老人会屏气使劲，用猛力大便，这种做法十分不正确，极易增加心脏负担，导致心脑血管意外的发生；转头宜慢，特别是大部分患有颈椎病、动脉硬化等慢性病的老年人，突然猛烈转头容易因颈部动脉受压引起眩晕，甚至诱发动脉硬化斑块脱落导致脑栓塞；走路宜慢，因老年人肌力减退、平衡性差，视力、反应等弱化，外出易于引起因跌倒带来的骨折；吃饭宜慢，老年人进食最好吃切碎和煮烂的食物，避免进食油炸、坚硬的食物，因老年人咀嚼功能下降，所以进食时尤需注意。

二、疾病防治需科学，三级预防要牢记

骨质疏松一旦发病，将会给患者生活带来极大不便和痛苦，治疗效果缓慢，严重时容易导致骨折，使得致残率极大

上升，甚至可危及生命，因此要重视骨质疏松预防，认真落实三级预防。很多人认为骨质疏松预防是老年人的事，与年轻人无关。但研究表明，骨质疏松开始于青年时期，有年轻化趋势。因此，骨质疏松预防要从年轻时候开始才能获得最佳的效果。其预防应遵循三级预防原则。

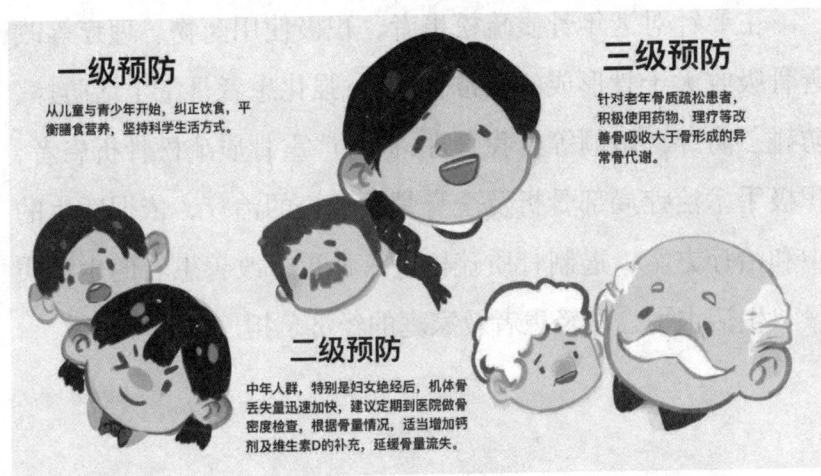

一级预防

从儿童与青少年开始，纠正饮食，平衡膳食营养，坚持科学生活方式。

三级预防

针对老年骨质疏松患者，积极使用药物、理疗等改善骨吸收大于骨形成的异常骨代谢。

二级预防

中年人群，特别是妇女绝经后，机体骨丢失量迅速加快，建议定期到医院做骨密度检查，根据骨情况，适当增加钙剂及维生素D的补充，延缓骨量流失。

骨质疏松三级预防

（一）一级预防

从儿童、青少年开始，纠正挑食，平衡膳食营养，坚持科学的生活方式，如体育锻炼，多从事户外运动，远离吸烟、饮酒及喝咖啡、浓茶、碳酸饮料等不良生活习惯，尽可能丰富体内钙质，将骨峰值提高到最大值是预防骨质疏松的最佳措施。特别对于有遗传倾向的高危人群，更加需要早期防治。

（二）二级预防

中年人群，特别是妇女绝经前后，机体骨丢失量迅速加快，建议定期到医院做骨密度检查（建议一年 1 次），针对机体骨量情况，适当增加钙剂及活性维生素 D 的补充，延缓骨量的流失。针对早期骨质疏松患者采取早期治疗，缓解临床症状，提高生活质量。

（三）三级预防

主要针对老年骨质疏松患者，积极使用药物、理疗等改善骨吸收大于骨形成的异常骨代谢；强化患者日常生活防摔、防碰、防绊、防颠等自我管理；针对严重骨质疏松骨折患者，积极手术治疗局部骨折及全身骨质疏松的治疗，依据医生的中和治疗方案，遏制骨质疏松进一加重，改善患者的生活质量、生活水平，减轻患者及家庭的经济负担。

第三章　正确认识早治疗
护理关怀不能少

骨质疏松症是一个已经引起全世界关注、越来越受到人们重视的健康问题。目前，骨质疏松已成为继高血压、糖尿病、冠心病之后的常见慢性疾病。本病治疗过程长、疗效慢，患者极易发生骨折，严重影响患者的生活质量，同时高额的医疗费用也给家庭带来了沉重的经济负担。因此，正确认识和如何做好骨质疏松患者的治疗、护理显得尤为重要。

第一节　骨质疏松症的治疗

最新调查结果显示，我国 50 岁以上人群骨质疏松症患病率为 19.2%，其中男性患病率为 6.0%，女性患病率则高达 32.1%，严重影响以后的生活质量，骨质疏松已经成为易被忽视的"冷酷杀手"。患骨质疏松症后轻者腰腿痛，重者全身骨痛而且容易并发骨折。骨折后由于长期卧床会产生心脑血管病等并发症而造成死亡。骨质疏松症极大地威胁着老年人的身心健康与生命安全，正确的做法显得尤为重要，主要包括定期门诊复诊、建立和谐的医患关系、争做合格的患者、树立正确的心态及康复评定五个方面。

一、定期复诊

门诊定期复诊是防治骨质疏松症的关键环节，患者通过与门诊医生之间的交流可以更好地了解自己的病情变化，同时，还可以更好地认识到骨质疏松症的危害性。首先，初诊时最好选择比较擅长骨质疏松症诊治的医生，从治病开始就可以得到一个比较规范的治疗方案，同时获得饮食、运动等日常生活全方位的指导。其次，骨质疏松症患者应在就诊前了解清楚自己的血糖、血脂等基本生化指标是否达标；并应了解自己有无脊柱压缩性骨折等并发症的发生及自己病情的变化；要明确自己的就医目的，可以把想要问的问题提前记在纸上，避免忘记；在就诊时要把自己的病历资料、检查结果、用药记录等带好，从而让门诊医生在有限时间内更好地了解病情，更好地对症治疗。最后，在随访中，一般骨密度的检查应建议间隔时间为1年，病情发生变化或为调整治疗方案，可半年复查1次，骨代谢的各种生化指标变化，可以3个月复查1次。

二、建立和谐的医患关系

紧张的医患关系会削弱人类与疾病做斗争的力量，阻碍医学科学的发展，使医患双方的利益都受到损害。骨质疏松作为严重威胁人类健康的慢性重大疾病之一，患者对骨质疏松症的认识程度，对治疗方案的理解和关注决定了治疗是否能够成功。在治疗的过程中，首先应该相信自己的主管医生，增强治疗的依从性，可以使治疗达到事半功倍的效果，而对于自己的治疗方案或是其他方面有疑惑的地方，应及时与医生进行沟通，这种"相互参与型"的新型医患关系形式往往会让患者取得最佳的临床效果。

三、住院治疗，争做合格的患者

1. 在住院前一定要搞清楚自己为什么要住院，合理地安排好自己的时间，做好入院前的准备，带好自己的日常生活用品，安心住院。

2. 入院后，积极配合完善检查，如基本的血糖、血脂等生化指标，骨代谢标志物相关检测及骨密度的检查、X线片等。

3. 在饮食方面，要合理搭配自己的饮食，适当增加牛奶、乳制品、大豆及豆制品、芝麻酱、海带、虾米等食品的摄入，因为这类食品含钙、蛋白质高。一般来说，推荐18~49岁成年人每天至少摄入800mg钙，50岁以上的人每天摄入至少1000mg钙。

4. 适当晒太阳，上午11点到下午3点间，尽可能多地暴露皮肤于阳光下晒15~30min，每周2~3次，以促进体内维生素 D 的合成，尽量不涂抹防晒霜，以免影响日照效果，但要注意避免灼伤。

5. 要注意防跌倒引起骨折，穿衣以轻便合身服饰为佳，裤不过长，以免绊倒；穿防滑鞋。

6. 若有头晕、眼花、乏力、发烧等不适，要躺下休息，不要单独起床。

7. 在运动方面，根据自身情况"量体裁衣"，制定最适合的锻炼类型和持续时间。如青少年可以骑车、跳绳、踏板操等，老年人可散步、太极拳、广场舞等，运动时要注意安全防护，防跌倒和扭伤。运动要规律，贵在坚持。

8. 在住院期间，患者应积极与医护人员沟通，熟悉自己的治疗方案，逐步学会在出院后也能像在住院期间一样合理安排自己的膳食及运动方案。

9. 应纠正不良的生活习惯，如嗜烟、酗酒和咖啡因摄入过多等。

四、树立正确的心态，全面防治骨质疏松

骨质疏松症患者受病情的影响，很容易出现烦躁、焦虑、抑郁等不良的情绪。对于患者来说，这些不良的情绪不仅会影响其治疗效果，而且会影响之后的生活质量。所以，骨质疏松症患者要学会自己及时摆脱负面情绪的干扰，要用良好的心态面对生活与疾病，保持一个积极的心态，才能和"骨

质疏松症"长期作战。若患者自己无法调整负面情绪，可到医院采取心理支持、放松疗法、行为疗法、认知疗法等干预措施，一般可有效改善患者心理焦虑的状态。

五、骨质疏松症患者的康复评定

骨质疏松症的康复评定是患者进行康复治疗的一个重要环节。骨质疏松症患者常由于骨质疏松导致的疼痛、骨折或者担心骨折等原因而出现功能障碍、活动受限，严重影响患者的社会活动，从而导致其生存质量下降。骨质疏松症的评定是一个全面系统的工作，涉及从骨结构、骨质量等基础问题到患者的症状、功能等多层面的问题，只有进行全面地评估，对骨质疏松的干预才更具有针对性、个体性和科学性。

（一）骨量和骨质量的评定

骨量对人体的发育是至关重要的，可以反映目前骨骼健康状况，是诊断骨质疏松的重要指标，也是影响骨质疏松性骨折发生率的重要指标。随着骨密度的降低，骨折发生的可能性将明显升高。目前使用的检查方法包括 X 线检查、双能 X 线吸收测量、CT 骨密度测量等。目前广为使用的评定方法是双能 X 线检查，WHO 将骨质疏松的诊断标准定为低于标准 2.5 个标准差以上。由于骨量评估的局限性，现在有人推荐引入骨质量的评估。骨质量指的是骨骼生物力学性能的特性。主要包括：骨转换率、矿化程度、微损伤的堆积、骨基质蛋白、骨结构和骨大小，理论上骨质量的评定将能够很好地预测骨折的危险概率，但目前还没有适用于临床的评价骨质量的方法。

1.双能 X 线吸收测量

双能 X 线吸收测量法采用 X 线球管作为射线源，产生两种不同能量的 X 线以消除软组织的影响，因而具有扫描时间短、分辨率高、检查精确度高、射线投照量小等特点。是目前测量骨矿密度和骨矿含量的最常用方法，可以测量全身任意部位的骨密度和脂肪组织的百分比，具有自动化程度高、放射线辐射量低、扫描时间短、准确度和精密度高等优点。

2.定量 CT 骨密度测量

目前主要有两种 CT 骨密度测量方法，即单能量 CT 骨密度测量法和双能量 CT 骨密度测量法。本法主要用于脊椎的骨密度测定，可直接显示脊椎骨的横断面图像。双能量 CT 骨密度测量准确性高于单能量 CT 骨密度测量，而后者的精确性较前者为高。

（二）疼痛评定

疼痛是骨质疏松症患者常见的临床症状之一，也是患者就诊的重要原因。腰背部疼痛是骨质疏松症患者常常诉说的主要症状。骨质疏松症的疼痛评定方法主要为视觉模拟评分法。

小链接

视觉模拟评分法

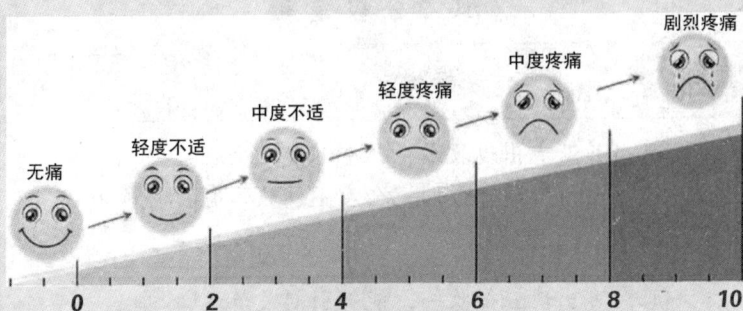

视觉模拟评分量表

0cm：0分，无任何疼痛感觉；

1~3cm：1~3分，轻度疼痛，不影响工作，生活；

4~6cm：4~6分，中度疼痛，影响工作，不影响生活；

7~10cm：7~10分，重度疼痛，疼痛剧烈，影响工作及生活。

视觉模拟评分法将疼痛程度从无疼痛到严重疼痛分为4级（也有5级评分、6级评分、12级评分和15级评分等方法），相对更为简单。

（三）腰椎关节活动度及肌力测定

腰椎关节活动度主要包括屈曲、伸展、侧屈及旋转等各方向的测量，因腰椎和胸椎在各个方向活动具有相关性，因此一般将二者放在一起测量，胸腰椎前屈大约为80°、后伸约30°、左右旋转约45°、左右侧屈约35°，具体测量方法可见相关资料。肌力评定主要为徒手肌力测试。

小 链 接

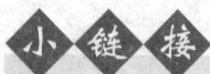

肌力分级量表

级别	标准	相当于正常肌力的百分比（%）
0	肌肉并没有出现收缩，完全不能产生肌肉运动，即通常说的完全看不到肢体有活动	0
1	肌肉可出现轻微收缩，能够引起关节运动，患者的肌肉小关节能够动一下	10
2	肌肉在平面的方向能够运动，即肢体能够在床上平移	25
3	肌肉能够抵抗一点重力，能够进行抬上抬下的运动，即凭肢体可以离开床面	50
4	肢体完全能够抵抗重力，但是不能抵抗一定的阻力，即肢体能够抬离床面，但是用手轻轻去压，其并不能抬起来	75
5	肢体能够像正常人一样活动，有正常肌力	100

（四）骨折评定

骨折是骨质疏松症患者最常见的临床并发症之一，并常导致严重的后果。据统计，骨质疏松导致的髋部骨折患者只有 1/3 能恢复到骨折前的功能水平，仅 60% 的患者可生活自理。骨折的评定主要涉及骨折的部位、程度及骨折的影响，包括疼痛、运动功能、生存质量的影响等。获知骨折的稳定程度，是否需要固定，能否承受运动产生的应力，运动对于骨折是否有益，这些对于骨质疏松症骨折患者的功能康复具有指导意义。

椎体骨折评估多采用 VDS 指数法。该方法是对每一椎体（$T_4 \sim L_5$）的变形进行评定，根据变形的程度分为 0 ~ 3 级，即对每一椎体前中后高度的改变进行测量，正常椎体为 0 级、终板变形为 1 级（高度减少 15% 以下）、楔形骨折为 2 级（高度减少 15% 以上）、平行压缩骨折为 3 级。

（五）日常活动及生活质量评定

骨质疏松给患者的生活质量和日常活动带来严重影响，对生活质量的影响多采用骨质疏松患者生活质量问卷量表评定，对日常活动能力的影响通常采用 Barthel 指数量表评定。

小链接

生活质量问卷量表

1. 你的疲劳改变了吗？	7. 你在家中如何处理日常事务？
2. 你走的路更长了吗？	8. 你的社会生活改变了吗？
3. 你走的更快了吗？	9. 你的睡眠怎样？
4. 你能坐的更久了吗？	10. 你如何进行每天的个人护理？
5. 你能站的更久了吗？	11. 你发现你的姿势改变了吗？
6. 当你爬楼梯更自信了吗？	12. 你总体上的幸福改变了吗？

以上 12 项评分标准：巨大改善 20 分，轻微改善 15 分，无变化 10 分，轻微加重 5 分，严重恶化 0 分。得分越高，改善越明显

Barthel 指数量表

ADL 项目	自理	稍依赖	较大依赖	完全依赖
进食	10	5	0	0
洗澡	5	0	0	0
修饰（洗脸、梳头、刮脸、刷牙）	5	0	0	0
穿衣	10	5	0	0
控制大便	10	5	0	0
控制小便	10	5	0	0
上厕所	10	5	0	0
床椅转移	15	10	5	0
行走（平地 45m）	15	10	5	0
上下楼梯	10	5	0	0

总分 100 分，60 分以上者为良，生活基本自理；40～60 分者为中度功能障碍，生活需要帮助；20～40 分者为重度功能障碍，生活依赖明显；20 分以下者为完全残疾，生活完全依赖

第二节　骨质疏松患者的日常护理及关怀

一、骨质疏松患者常规护理

（一）加强学习，熟悉掌握骨质疏松的一般知识

积极向医务人员咨询或利用抖音、微信、电视等媒体，多渠道学习本病的相关知识，在加深对本病全面认识的基础上，掌握护理技巧。患者家属应积极学习本病的治疗护理措

施、预后情况及可能发生的并发症，努力掌握有关预防和控制骨质疏松的相关知识，帮助患者树立战胜疾病的信心。安排患者定期到医院或社区检查身体，并积极参加健康体检，及早发现问题，及时治疗，防患于未然。

（二）学习骨质疏松医学营养知识，合理膳食

合理膳食及钙质的有效吸收利用，是保证骨骼健康的前提。应多食用钙、磷含量高的食物，如鱼、虾、牛奶、乳制品、骨头汤、鸡蛋、豆类、杂粮、绿叶蔬菜等，有利于疾病恢复，同时应少吃糖及食盐，动物蛋白摄入不宜过多，尽量不要喝咖啡、浓茶、可乐、酒类等饮品，以免影响钙的吸收。

（三）选择合适的运动方式

有些骨质疏松患者可能害怕骨折、害怕摔倒，不敢运动。相反，运动是预防骨质疏松最有效的方法之一，运动可促进骨骼生长发育，使骨质增厚，促进钙的保留和沉积，增加骨内血流量。只要合理运动，有益而无害。选择适当的运动方式及运动量，有助于骨质疏松症患者及高危人群的骨质健康。

（四）学习骨质疏松及并发症治疗药物知识

骨质疏松及并发症的治疗药物很多，涉及骨代谢材料、影响骨代谢的激素、治疗并发症的药物等。通过学习了解这些药物的作用机制、适应证、禁忌证、不良反应等注意事项，了解怎么用药，用药过程中需要注意什么等，对于提高患者治疗的依从性和疗效非常重要。

（五）谨慎行动，加强防护对于老年人特别是独居老人显得尤为重要

跌倒是老年人发生骨折的常见原因，因此我们特别需要改善他们的生活环境，从防止跌倒发生的危险因素入手。如保持地面清洁干燥，周围环境安静，阳光充足，空气新鲜，浴室安装防滑装置，灯光明亮适宜，不要穿高跟鞋，穿舒适、防滑的鞋子，上下楼梯扶好把手，不要弯腰提重物等。

（六）注重心理调节，保持情绪稳定

骨质疏松患者的心理状态对疾病的发生发展及预后有着密切的关系。患者家属应以满腔的热情，体贴关心患者，耐心细心地做好患者的思想工作。患者家属应经常陪伴在患者身边，及时了解患者的内心感受，并开解患者的不良情绪。鼓励患者加强学习，在了解相关知识的基础上，学会调整、控制自己的情绪，善于化解苦恼，转移不愉快的情绪，寻找适合自己的良好生活方式，充实自己的生活，培养积极乐观的心态，树立战胜疾病的信心和决心，保持良好的心理状态。

（七）掌握疼痛护理知识

骨质疏松引起的疼痛主要与腰背部肌肉紧张及椎体压缩性骨折有关，故通过卧床休息，使腰部软组织和脊柱肌群得到松弛可显著减轻疼痛。休息时应卧于加薄垫的木板及硬床上，仰卧时头不可过高，在腰下垫薄枕。也可通过洗热水浴、按摩、擦拭以促进肌肉放松，有效缓解患者的疼痛。

（八）预防压疮

对于长期卧床的患者来说，压疮是很常见的，卧床患者的营养状况一般都较差，一旦发生压疮恢复需要很长的时间，因此应避免压疮的发生。

1. 对于骨质疏松引起的需长期卧床的情况，要对患者进行压疮危险评估。对高危患者，尤其长期卧床的患者，需注意避免患者身体某些部位，如骶尾部、肘部、两侧肩胛骨等因长时间被压，局部组织缺血，导致缺乏营养和氧的供给，从而形成压疮。

2. 家属应当积极辅助患者定时翻身。对于不能自己翻身的患者，应根据情况每小时或每 2h 帮助翻身 1 次，以解除局部压迫带来的血液流通不畅，翻身动作要轻柔，防止擦伤皮肤。

3. 保证环境的卫生、安全。使用透气、软硬适中、吸水性好的棉质床上用品，勤于更换，床单要保持平整、干燥、无渣屑。保持患者皮肤的清洁、干燥、完整，避免使用刺激性洗护用品。

4. 每天用温开水擦洗、按摩骨突部，促进血液循环，改善局部营养状况，对极度消瘦和营养不良的患者，可定时按摩受压部位。

（九）预防坠积性肺炎

生活不能自理、常年卧床的患者极易发生坠积性肺炎，护理也非常重要。

1. 指导主动咳嗽：鼓励能咳嗽者深呼吸 3 次，在第三次深吸气后屏气数秒钟，然后张开嘴做短暂有力的咳嗽 2~3 次，将呼吸道深部的痰液咳出，咳嗽后做平静而缓慢的放松呼吸。

2. 协助患者翻身活动：鼓励其深大呼吸，严禁吸烟，尽量坐立，经常拍背有利于痰液咳出。有节奏地自下而上、由背部两侧向中间轻轻叩打几下，边叩边鼓励患者咳嗽，不可用掌心或掌根，拍打时用腕力或肘关节力，力度应均匀一致，以患者能忍受为宜。

3. 尽量少用抑制呼吸的药物，患者痰多且浓稠不易咳出时，可以雾化或吸氧，必要时可给予吸痰。特别注意吸痰时避免吸痰管在气管内反复上下提插而损伤气道黏膜，每次吸痰时间不能超过 15s。

（十）预防泌尿系统感染

泌尿系统感染是卧床患者常见并发症之一，卧床患者泌尿系感染的预防非常重要。多饮水促进肾脏排泄尿液有利于细菌的排出，避免细菌在尿路的繁殖，可降低尿路感染的发病率。对留置尿管患者，应严格无菌操作，留置尿管回家的患者应指导患者和家属及时放尿，注意下床活动时引流管位置不能高于膀胱位置，引流管不要打折弯曲，以免引起引流不畅或逆流，嘱患者多饮水，保持会阴部及周围皮肤清洁，防止逆行感染。

小链接

使用抗骨质疏松药物临床关注问题（一）

——关于疗程的建议

抗骨质疏松药物治疗的成功标志是骨密度保持稳定或增加，而且没有新发骨折。对于正在使用抑制骨吸收药物的女性患者，治疗成功的目标是骨转换指标值维持在或低于绝经前水平。患者在治疗期间如发生再次骨折或显著的骨量丢失，则需考虑换药或评估继发性骨质疏松的病因；如果治疗期间发生一次骨折，并不能表明药物治疗失败，但提示该患者骨折风险高。

除双膦酸盐药物外，其他抗骨质疏松药物一旦停止应用，疗效就会快速下降，双膦酸盐类药物停用后，其抗骨质疏松性骨折的作用可能会保持数年。但双膦酸盐类药物治疗超过5年可能会增加不良反应的风险，建议治疗3~5年后考虑停药。目前建议口服双膦酸盐治疗5年，静脉双膦酸盐治疗3年，应对骨折风险进行评估，如为低风险，可考虑停用双膦酸盐；如骨折风险仍高，可以继续使用双膦酸盐或换用其他抗骨质疏松药物（如特立帕肽或雷洛昔芬，特立帕肽疗程不应超过2年）。

抗骨质疏松药物疗程应个体化，所有治疗应至少坚持1年，在最初3~5年治疗期后，应该全面评估患者发生骨质疏松性骨折的风险，包括骨折史、新出现的慢性疾病或用药情况、身高变化、骨密度变化、骨转换生化指标水平等。如患者治疗期间身高仍下降，则须进行胸腰椎 X 线摄片检查。

二、骨质疏松患者家庭护理

骨质疏松具有典型性和特殊性，应重视和加强家庭护理，以促进患者康复。家属应掌握骨质疏松及骨质疏松性骨折后的特征，重视对患者的心理干预、基础护理、并发症的预防和护理，并采取有针对性地护理措施，以减少并发症的发生。

骨质疏松多发于绝经后女性及老年人，同时伴随着心脑血管等老年常见病症，增加了家庭负担，患者心理压力较大，心情错综复杂，情绪可表现出忧郁、悲观、焦虑、恐惧、怕孤独等心理，这对疾病的治疗和康复非常不利。作为患者的家属，应根据各人不同的心理反应，分析原因，给予及时疏导，排解心理问题。时时了解患者的内心感受，并开解患者的不良情绪，鼓励患者树立战胜疾病的信心和决心，使之保持良好的心理状态。家属要关怀、体贴患者，加强对患者的心理护理，缓解患者的心理压力，帮助患者树立战胜疾病的信心，消除因疾病引起的忧虑和不安，保持乐观的情绪，积极配合治疗。同时还要注意观察患者的情绪变化和病情变化。

　　首先，加强用药教育。强调用药须在医生指导下服用，讲解用药的方法、益处及可能出现的不良反应，告知服药的注意事项。给患者补充适当钙剂，注意不可与绿色蔬菜一起服用，以免降低钙的吸收，使用过程中要增加饮水量，通过增加尿量减少泌尿系统结石的机会，并防止便秘。适量维生素 D 的摄入对钙的吸收很重要，不能充分得到日照的老人每日应补充维生素 D。其次，增加营养摄入。老年患者因年龄大、体弱、肥胖或合并有内科疾病，常不能正常进食，容易造成营养不良及骨质疏松。最后，家属应进行科学的膳食安排，对患者进行耐心、细心地说服工作，使之积极配合食疗。同时要注意保持食物的营养均衡，特别是对于有高脂血症和高血压的老年人，尽量做到避免过于油腻，以防营养过剩引起肥胖。选择适合的运动加强功能锻炼。

　　因疼痛和骨折后缓慢康复造成的行动不方便，生活不能自理患者的护理：通过卧床休息，使腰部软组织和脊柱肌群得到松弛可显著减轻疼痛。休息时应卧于加薄垫的木板或硬棕床上，仰卧时头不可过高，在腰下垫一薄枕；长期卧床养病的患者，缺乏一定的锻炼，应注意尽可能地让患者进行适当运动，以促进骨折的愈合和提高免疫力。主要活动部位包括非固定关节、股四头肌、腰背肌等，提高肌肉的张弛力度和关节的灵活性，适度的负重运动能增加骨量，改善骨的质量；在条件允许的情况下尽可能多地接触阳光中紫外线的照射以促进皮肤合成维生素 D，促进钙质在骨骼中的沉积。

对于骨质疏松引起骨折需长期卧床的患者需要特殊护理：家人帮助患者翻身时、拍背，并鼓励患者咳嗽、做深呼吸，增加肺活量，便于痰液排出，保持呼吸道通畅，防止发生肺炎；鼓励患者多喝水，以增加排尿量，达到预防感染的目的；对发生腹胀的患者，家人应注意给患者吃些行气、消食、润肠的食物和药物，保持饮食量和膳食纤维的摄入，也可进行适当的腹部按摩，或做腹式呼吸、热敷等，促进肠蠕动，消除便秘；要经常给患者翻身并实施正确的按摩，尽量保持皮肤清洁干燥完整；对于翻身比较困难的患者，应每隔 2h 帮助其有效到位地翻身 1 次，具体要求是进行左侧卧、右侧卧、平卧、俯卧位交替，间歇性翻身，以解除局部压迫带来的血液流通不畅；使用透气、软硬适中、吸水性好的棉质床上用品，勤于更换；床单要保持平整、干燥、清洁。

三、骨质疏松患者心理呵护

（一）骨质疏松对患者心理健康的危害

骨质疏松经过运动、饮食、药物等方面的积极治疗是能够有效控制的，不仅能够缓解疼痛症状，同时避免骨质疏松性骨折发生。让患者树立战胜疾病的信心，消除悲观心理。患者应正确认识及对待骨质疏松，主要提高自身的适应能力，控制不良情绪的产生，避免强烈精神刺激。积极的心理因素，即心情舒畅，可以调动人体的内在潜能，调节人体代谢和内分泌功能，从而达到防病治病的作用。相反，抑郁或悲观等消极心理因素，可使人体的代谢失去平衡，内分泌紊乱，导致疾病的发生或使疾病加重。骨质疏松的发生原因与饮食、运动、内分泌系统分泌的激素有关。良好的情绪能够消除精神紧张，放松肌肉，促进饮食的消化与吸收，同时亦能调节人体的内分泌系统，调节激素代谢，有利于骨量的保持，对防治骨质疏松非常必要。相反，抑郁、悲愤等情绪对人体的饮食及运动产生不利影响，不利骨量保持。同时容易产生内分泌系统功能紊乱，激素代谢失调，加快骨量丢失。由于精神紧张，导致肌肉筋膜紧张，出现腰背疼痛。因此，要学会调节情绪，保持心情舒畅，树立战胜疾病的信心。

（二）如何呵护骨质疏松患者的心理

骨质疏松患者的心理问题主要表现为骨质疏松症带来的精神紧张以及思想负担。合理有效地对骨质疏松患者进行心理调护，能够充分调动患者的主观能动性，配合医生的治疗计划。对骨质疏松的治疗具有非常重要的作用。首先，要消除骨质疏松后的精神紧张，要正确对待患者的心理变化，注意自我调节，要正确认识到骨质疏松病理变化过程。可采取与他人聊天、参加集体活动、休闲娱乐活动等方法，消除精神紧张及烦躁的心理，从而保持健康的心理状态。其次，要消除由骨质疏松带来的经济上、社会上的思想负担。骨质疏松经过有效地防治，其症状能够得到缓解。所以应鼓励患者树立战胜疾病的信心。而骨质疏松又是一种慢性疾病，其治疗时间长，因此患者要有耐心、恒心，积极配合医生，按照制定的治疗方案合理地安排治疗。

（三）如何呵护骨质疏松骨折患者的心理

骨质疏松的危害是骨折，有些骨折会出现并发症而导致死亡。这要引起患者对骨质疏松的重视，提高自我保护意识。骨质疏松患者发生骨折后，生活质量及生活水平显著降低，故应加强其心理呵护。首先要认识到骨质疏松性骨折是骨质疏松发展到一定程度的必然结果。如果骨质疏松较严重，即使轻微的外力也会导致骨折，即使是自身的重力，肌肉的牵引力，也会导致椎体压缩性骨折。所以患者从心理上不要急躁，在治疗骨折的同时也要治疗骨质疏松。对于脊柱椎体压缩性骨折，常见症状为腰背部疼痛和脊柱的畸形，严重的需住院治疗。有少数仅表现为"驼背"，而其他症状较轻甚至没有，这类患者需做长期的腰背肌锻炼，需要坚强的毅力和不折不挠的信心。家属和亲友在其治疗中应积极配合，给予精神上的支持、鼓励。对于股骨颈或股骨粗隆间骨折，多需长期卧床，不能下地行走，平时日常生活需要专人护理。而且长期卧床可出现许多危及生命的并发症。首先让患者树立战胜疾病的信心。同时也让患者认识到疾病有一定的严重性，但不要加重其心理负担，从而促使其积极配合治疗；让患者认识到疾病的预后，相信疾病会治好，从而保持乐观的情绪，但不要盲目乐观，否则病情一有波动就会打击其自信心。

（四）如何呵护骨质疏松卧床患者的心理

骨质疏松患者长期卧床时，会有着比较沉重的心理负担。旷日持久的慢性病程本身就是一种沉重的心理压力；疾病所致的疼痛或不适，治疗的痛苦或麻烦，检查的复杂与烦琐，也必然对心理产生影响；长期卧床，限制了日常的活动，甚至丧失了工作、料理生活的能力；经济上的损失与困难又雪上加霜；另外，长时间的休养，给家属、亲友带来了不少麻烦和困难，进而产生人际关系方面的矛盾和问题。所有这些，都可使慢性患者的心理活动发生变化。对患者，最重要的是给予安慰、支持，使患者重新认识到自己的价值，解除心理负担，真正做到愿意与他人进行心灵交流；周围的人要努力改善同患者的关系，以理解和同情的心理，帮助和稳定患者的情绪；同时在病情许可的情况下，积极鼓励患者功能锻炼，鼓励患者相信自己的力量和机体的抗病能力，主动与疾病做斗争。

小链接

使用抗骨质疏松药物临床关注问题（二）
——抗骨质疏松药物联合和序贯治疗

骨质疏松症如同其他慢性疾病一样，不仅要长期、个体化治疗，也需药物联合或序贯治疗。目前骨质疏松联合治疗方案,大多以骨密度变化为重点。联合治疗方案包括同时联合方案及序贯联合方案。

1. 同时联合方案:钙剂及维生素D作为基础治疗药物,可以与骨吸收抑制剂或骨形成促进剂联合使用。

不建议联合应用相同作用机制的药物。个别情况为防止快速骨丢失,可考虑两种骨吸收抑制剂短期联合使用,如绝经后妇女短期使用小剂量雌/孕激素替代与雷洛昔芬、降钙素与双膦酸盐短期联合使用。

联合使用甲状旁腺素类似物等骨形成促进剂和骨吸收抑制剂,可增加骨密度,改善骨转换水平,考虑到治疗的成本和获益,通常不推荐。仅用于骨吸收抑制剂治疗失败或多次骨折需积极给予强有效治疗时。

2. 序贯联合方案:尚无明确证据指出禁忌各种抗骨质疏松药物序贯应用。特别是如下情况要考虑药物序贯治疗:①某些骨吸收抑制剂治疗失效、疗程过长或存在不良反应时;②骨形成促进剂的推荐疗程仅为18~24个月,此类药物停药后应序贯治疗。推荐在使用甲状旁腺激素类似物等骨形成促进剂后序贯使用骨吸收抑制剂,以维持骨形成促进剂所取得的疗效。

第四章　治疗误区早知道
科学防治勿踩雷

为普及骨质疏松症预防知识，积极动员全社会参与骨质疏松症防治，降低骨质疏松症发生率，降低骨质疏松症患者及家庭的经济负担、社会压力，提高居民的生活质量及生活水平。2011 年卫生部发布的《防治骨质疏松知识要点》中，明确提出骨质疏松症防治中存在的误区。

第一节　常见的骨质疏松防治误区

误区一　喝骨头汤能防止骨质疏松

错误观点:喝骨头汤防止骨质疏松。

单纯依赖于喝骨头汤来达到补钙是不科学的。一碗骨头汤和一碗牛奶相比较，牛奶中的钙含量远大于骨头汤中的钙含量。对老年人而言，经常食用骨头汤，骨头汤里溶解的大量脂肪还可能引起其他健康问题。因此，老年人及骨质疏松症患者更应该注意饮食的多样化，坚持喝牛奶，少食油腻食物，不喝浓茶、咖啡及碳酸饮料等。

误区二　补钙就是治疗骨质疏松

错误观点:只要补钙了，就是在治疗骨质疏松。

现在市面上有大量关于骨质疏松症的宣传，切忌因为怀疑自己患有骨质疏松就盲目地自行"补钙";而且已患有骨质疏松的病人单靠"补钙"基本是"没有任何效果的"，都需到正规医院进行诊断和治疗。遵从医生医嘱，选择对症、有效的药物并配合相应的饮食调节、合理锻炼才是积极有效的治疗方案，才能最大限度降低骨折其他并发症的发生。

误区三　骨质疏松是老年人特有的现象，与年轻人无关

错误观点:"骨质疏松症"是老年人得的病，年轻人身体好，不会得骨质疏松症的。

骨质疏松并不是老年人的"专利"。骨质疏松的发生确实与年龄相关，年龄越大，发病率也会越高，但并不是所有老年人都会骨质疏松，如果老年人在日常生活中注意生活方式，积极锻炼，远离挑食、吸烟、饮酒等不良嗜好，就不会骨质疏松。同样，如果年轻人不注意饮食结构、生活方式及运动锻炼等，骨质疏松也会侵犯年轻人。

误区四 老年人治疗骨质疏松"为时已晚"

错误观点:年纪大了,有"骨质疏松"是"正常"的生理现象。

这种观点是错误的,也是十分不可取的,骨质疏松症是多种原因引起的。从治疗角度而言,只要接受正规治疗,治疗越早,效果越好。无论何时均有疗效。合理的治疗,不仅能够改善患者"腰酸背痛"等不适,还能减少骨折发生概率,最大限度地提高患者的生活质量。

误区五 靠自我感觉发现骨质疏松

错误观点:自己没有骨头疼,腰背挺直,没有身高缩短或者驼背,更别说骨折,怎么可能会骨质疏松呢?

骨质疏松是慢性疾病,最开始的时候,很多患者并没有明显的不适,直到突然骨折时才发现自己得了骨质疏松。发现骨质疏松不靠自我感觉,不然等到骨质疏松并发骨折时才"悔之晚矣"。对于骨质疏松症高危人群,应当定期去做骨质疏松的检测,及时了解自己的骨密度变化情况。

误区六 骨质疏松是小病,治疗无须小题大做

错误观点:骨质疏松是老年人普遍的疾病,也就是颈肩腰背部疼痛、驼背、身高缩短等,没必要大惊小怪。

这种观点十分不可取，因为骨质疏松症一旦并发骨折，特别是髋部骨折，基本等于长期卧床，甚至还有很高"死亡率"。这也就是为什么日常生活中有"骨质疏松症是可以致命的"这种观念。

误区七　骨质疏松治疗自己吃药就行了，无须看专科医生

错误观点：骨质疏松自己吃点药就能好，不用看医生。

明确诊断的骨质疏松症患者，需要及早到正规医院寻求专科医生的指导，接受系统综合地治疗，这样才能最大限度地延缓骨质疏松症进一步发展。对于家里有确诊为骨质疏松症的患者，或有吸烟、嗜酒以及绝经后女性等这些骨质疏松高危人群者应当定期检查骨密度值，防治骨质疏松的发生。

误区八　骨质疏松病人静养能防骨折，宜静不宜动

错误观点：骨质疏松这种病非常容易骨折，可不敢多活动、锻炼，躺着或坐着是最好的。

这种观点就很片面，适度的运动能够强筋壮骨，促进全身血液循环，特别是户外活动，能够促进人体对钙的吸收，对防治骨质疏松症具有积极作用。长期卧床或不锻炼，不仅机体肌肉力量会变差，还会引起骨质疏松的进一步加重。同时也会降低患者身体的协调性及平衡性，增加跌倒风险。

误区九 骨折手术后，骨骼就正常了

错误观点：骨折手术做完了，当然骨质疏松也就好了。

"骨折"是骨质疏松十分严重的一个并发症，手术只能解决骨折部位的问题，全身骨量降低、骨质疏松情况以及全身其他部位骨折风险依旧存在。因此，骨折患者在治疗骨折时还需要客观地评价全身骨骼健康状况，积极治疗，防止其他部位再次骨折。

第二节 钙剂及维生素D在防治骨质疏松中的作用

骨质疏松及骨质疏松性骨折的患病人数逐年增加，这种病已越来越多地被人们重视，成了全球关注的健康问题。钙是人体重要的矿物质和微量元素，人体内钙的总量男性约为1500g、女性约为1000g，其中99%存在于骨骼和牙齿内。钙储存于骨骼中，使骨骼变得坚硬。当机体缺钙时，由于骨代谢发生异常，会导致单位体积内的骨量减少，使骨密度和骨强度下降，最终使骨骼变脆，形成了骨质疏松，导致单位体积的骨量减少，所以缺钙是发生骨质疏松症的重要原因。补钙、促进钙的吸收、抑制体内钙的丢失是治疗骨质疏松的重要手段。钙制剂及维生素D可用于治疗任何年龄和任何原因导致的骨质疏松，具有效果明确、价格低廉、使用方便等优点。

充足的钙摄入为增加骨量和骨骼的矿化提供了原材料，有利于增加骨的强度和硬度；充足的维生素 D 可以促进机体对钙的吸收，使机体充分利用通过营养摄入的钙元素。

一、钙的生理功能

（一）构成骨骼和牙齿的成分

人体骨骼和牙齿中无机物的主要成分是钙。

（二）维持神经和肌肉的活动

钙离子在人体中能维持神经肌肉的兴奋性、神经冲动的传导、心脏的搏动等生理功能。当血浆中钙离子浓度明显下降时可引起手足抽搐，而血浆钙离子浓度过高则可引起心力衰竭和呼吸衰竭。

（三）促进细胞信息传递

钙离子作为细胞内最重要的"第二信使"之一，能够通过细胞受调控腺体的分泌、细胞的增殖、分化和骨架的形成、神经末递质的释放等一系列影响人体生命活动的变化过程。

（四）血液凝固

钙离子能够促使活化的凝血因子促进血液凝固，去除钙离子后血液不能凝固。

（五）调节机体酶的活性

钙离子对许多参与细胞代谢的酶具有重要的调节作用，如腺苷酸环化酶。

（六）维持细胞膜的稳定性

细胞外介质中的钙离子不仅可与细胞膜的某些蛋白质结合，而且可与磷脂的阴离子基团结合，导致膜结构的构造发生变化，使细胞膜的疏水性增强，以维持和发挥细胞膜正常的生理功能。

（七）其他功能

钙还参与激素的分泌，维持体液酸碱平衡及调节细胞正常生理功能。

二、机体钙含量

（一）钙的摄入量

研究显示，25 岁之前，由于骨代谢非常旺盛，骨骼生长较快而且非常强壮。随着年龄的增加，骨密度的增长速度趋缓，直至 35 岁左右达到骨密度的最高点，也就是"峰值骨量"。随后，骨质流失会逐渐加快，而骨质积累会放慢，骨密度也就开始下降。尤其是女性，在绝经后雌激素分泌急剧下降，由于失去了雌激素的保护，骨量的流失速度比男性更快，罹患骨质疏松的风险也就更高。青年男子每日摄入钙多在 500mg 左右、女子多在 400mg 左右，因此平时在饮食中必须注意增加含钙量高的食品或钙制剂。

（二）参考摄入量及食物来源

我国居民膳食以谷类食物为主，蔬菜摄入也较多，由于植物性食物中草酸、植酸及膳食纤维等含量较多，影响钙的吸收。2013年中国营养学会成人钙的推荐摄入量（RNI）为800mg/d，可耐受最高摄入量（UL）为2000mg/d。不同食物钙的含量差异较大，含钙较多的食物钙源应当按其钙含量和生物利用率进行综合评价，例如奶及奶制品不仅钙含量高，其吸收率也高，因此生物利用率高，而菠菜虽然钙含量很高，但吸收率低，导致其生物利用率低。

小链接

钙适宜摄入量及可耐受最高摄入量（mg/d）

年龄	推荐摄入量	最高耐受摄入量
0～0.5岁	200	1000
0.5～1岁	2500	1500
1～4岁	600	1500
4～7岁	800	2000
7～11岁	1000	2000
11～14岁	1200	2000
14～18岁	1000	2000
18～50岁	800	2000
50～65岁	1000	2000
65～80岁	1000	2000
80岁以上	1000	2000
孕妇（早）	+0	2000
孕妇（中）	+200	2000
孕妇（晚）	+200	2000
母乳	+200	2000

"+"表示在同龄人群参考值的基础上额外增加量。

含钙丰富的食物（mg/100g）

食物	含量	食物	含量	食物	含量
虾皮	991	苜蓿	713	酸枣	435
虾米	555	荠菜	291	花生仁	284
河虾	325	雪里蕻	230	紫菜	264
泥鳅	299	苋菜	187	海带（湿）	241
红螺	539	乌塌菜	186	黑木耳	247
河蚌	306	油菜薹	156	全脂牛乳粉	676
鲜海参	285	黑芝麻	780	酸奶	118

摘自:孙长颢.营养与食品卫生学.7版.北京:人民卫生出版社,2012:84.

可吸收钙的食物来源比较

食物（100g）	钙含量（mg）	钙吸收率（%）	食物（100g）	钙含量（mg）	钙吸收率（%）
奶	110	32.1	豆（红豆）	23.5	32.1
奶酪	721	32.1	甘薯	26.8	22.2
酸奶	160	32.1	甘蓝	70	49.3
豆（斑豆）	51.8	26.7	小白菜	90	53.8
豆（白豆）	103	21.8	菠菜	135	5.1

摘自:萌士安.现代营养学.9版.北京:人民卫生出版社, 2008:372.

（三）生化指标

机体具有自我调节以保持血清钙浓度平衡的机制，总钙和离子钙浓度不能反映机体钙营养状况，血清碱性磷酸酶虽能反映缺钙状态但不具有特异性。以下生化指标正常值范围仅供参考：

1. 血清总钙浓度：2.25~2.75mmo/L（90~110mg/L）。

2. 血清离子钙浓度：1.10~1.37mmol/L(45~55mg/L)。

3. 血清 $[Ca \times P] > 30$，低于此限为不足。

4. 血清碱性磷酸酶：40~150U/L。

5. 24h 尿羟脯氨酸 / 肌酐比值：正常值为 10~33。

三、钙的摄入方式

钙的摄入通常来源于食物和药物补充。钙吸收的最佳形式是食物来源，牛奶及乳制品如奶酪、酸奶等含钙量最高，牛奶也是维生素 D 的最佳食物来源，而维生素 D 是钙吸收和骨健康的重要营养物质。针对高胆固醇血症人群可以采取低脂的乳制品像脱脂牛奶和 1% 的牛奶。非乳制品的食物通常含钙量较低，特别是素食主义者，钙摄入量相对较低，因此不食用乳制品的素食者需注意保证食物中有适量的钙。其次是药物来源补充钙剂，不同制剂的吸收并没有太大的差别，而且大致相当于牛奶的吸收。必须仔细阅读说明书以弄清所陈述的钙剂中含有多少元素钙。不同剂量的钙补充剂价格也是不同的，价格最贵的制剂不一定是最好的。使用时应当注意胃酸不足的患者由于钙制剂不容易溶解，因而吸收不佳;特别应注意钙剂应当达到国家药政部门检验的标准。对大多数人来说，食物来源与药物补充联合补钙是一种很好的方法。

四、钙的吸收与代谢

（一）钙的吸收

在膳食消化过程中，钙的吸收包括主动吸收和被动吸收两种方式。当机体对钙的需要量高或摄入量较低时，肠道对钙的吸收为主动吸收，主要在十二指肠和小肠上段。当钙摄入量较高时，钙大部分由被动的离子扩散方式吸收。

影响钙吸收的因素：

1. 机体因素：钙的吸收率受年龄的影响，随年龄增长吸收率降低，如婴儿的钙吸收率大于50%、儿童约40%、成年人为20%、老年人仅15%左右。在特殊生理期钙的主动和被动吸收均增加，如在孕期和哺乳期钙的吸收率达到30%~60%。当机体钙摄入不足，会反馈性促进活性维生素D水平的升高，钙结合蛋白合成增

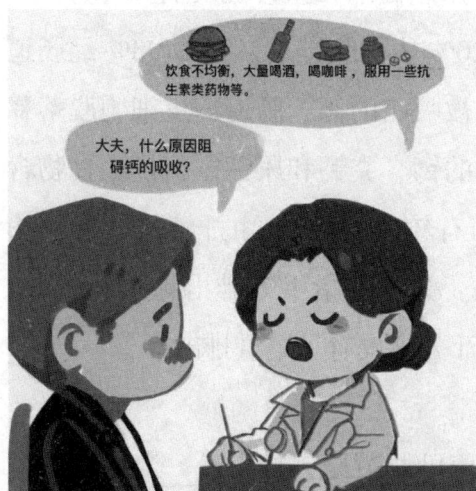

饮食不均衡，大量喝酒，喝咖啡，服用一些抗生素类药物等。

大夫，什么原因阻碍钙的吸收？

阻碍钙吸收的常见原因

加，促进小肠对钙的吸收。

2. 膳食因素：谷类、蔬菜等植物性食物中含有较多的草酸、植酸、磷酸均可与钙形成难溶的盐类；膳食纤维中的糖醛酸残基可与钙结合；未被消化的脂肪酸与钙形成钙皂影响钙的吸收；咖啡因和酒精的摄入可以在一定程度上降低钙的吸收。蛋白质消化过程中释放的某些氨基酸，如赖氨酸、色氨酸、组氨酸、精氨酸、亮氨酸等可与钙形成可溶性钙盐而促进钙的吸收；乳糖经肠道菌发酵产酸，降低肠内酸碱度，与钙形成乳酸钙复合物可增强钙的吸收。

3. 其他因素：一些抗生素如青霉素、氯霉素、新霉素有促进钙吸收的作用。

（二）钙的排泄

钙主要经肠道和泌尿系统排出，经过汗液也有少量排出。人体每日摄入钙的 10%~20% 从肾脏排出，80%~90% 经肠道排出，后者包括食物中未被吸收的钙、肠道上皮细胞脱落释放出及消化液中未被吸收的钙。粪钙和尿钙排出量随食物含钙量及吸收状况的不同而有较大的波动；由汗液排出的钙为16~24mg/d；此外，由皮肤、头发和指甲等排出钙约 60mg/d；女性特殊生理状态下，乳汁分泌也有一定量排出。

影响钙排泄的因素：

1. 机体因素：血钙浓度可调节尿钙排出量，当血钙浓度低时，钙重吸收率增加，尿钙显著减少。当严重低血钙时，甚至无尿钙排出。若血钙升高时，则尿钙排出增加。婴儿尿钙很低，随年龄增加尿钙排出增多。绝经期尿钙排泄量增加，反应骨钙动员加快。补液、酸中毒及甲状腺素和肾上腺皮质激素等均可使钙排出增加。

2. 膳食因素：钙的摄入量对尿钙的排泄量影响不大，主要影响粪钙的排泄。钠和蛋白质的摄入量影响尿钙的排泄，由于钠和钙在肾小管重吸收过程中存在竞争，当钠摄入增加，会相应减少钙的重吸收而增加尿钙排泄。咖啡因的摄入会在一定程度上增加钙的排泄。膳食蛋白质肾脏能够增加尿钙的排出，这与膳食蛋白质促进钙吸收相抵，蛋白质不会降低净钙潴留。

五、补钙的基本原则

1. 注意钙剂的服用时间：以清晨和临睡前各服用 1 次为佳，对于每日服用 3 次的钙剂，建议餐后 1~1.5h 服用，以减少食物对钙吸收的影响。若选用含钙剂量高的制剂，如碳酸钙 D_3 颗粒，则以每晚睡前服用为宜，钙剂含量越高，所需服药的数量就越少，服药就越方便。

2. 阳光可参与制造维生素 D；运动有助于保持骨骼强壮，也有益于钙剂和维生素 D 的吸收。

3. 钙剂量服用：钙随着人体摄入量的增加而增加，但钙剂量在人体积累到一定量阈值后钙吸收量不随钙摄入量增加。

4. 钙的吸收：钙的吸收受很多因素的影响，如疾病状态、胃酸缺乏、钙的类别及膳食结构等都会影响肠钙吸收，中青年人比老年人肠钙净吸收率要高。

5. 补钙过程中还需到医院的专科门诊随访。

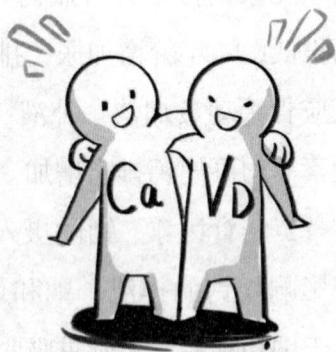

维生素D促进钙的吸收

总之，骨质疏松患者在补钙前应先由专科医生合理检查，依据专科医生制定合理的补钙方案进行补钙，并进行有规律的专科随访，从而达到安全补钙的目的。

第三节 常见的补钙认识误区

日常生活中部分老年人因对骨质疏松的恐惧，在众多补钙广告的诱导下开始盲目补钙。其实老年人补钙需要适量，过多的补钙有时并不益于老年人身体健康，反而有害。因此需要纠正老年人在补钙方面的认识误区。

误区一 补钙就可以预防和治疗骨质疏松

很多人习惯性地认为骨质疏松就是钙缺乏了，理所当然地认为补钙就能够防止骨质疏松，但是这种观点常常忽视了钙在人体被吸收和利用的条件。如机体维生素 D 含量不足，长期吸烟、嗜酒，长期饮咖啡、喝茶，既往患有慢性胃肠道疾病等都影响身体对钙的吸收。这就是很多人在日常生活中经常食用含钙丰富的食物或者服用钙片，但是骨量仍然流失比较严重甚至发生骨质疏松的原因。

误区二　吃钙剂会引发或加重胆结石

胆结石主要成分为胆固醇和胆盐化合物，不是钙的沉积，因此胆结石病人有补钙的需要，可以正常补充钙剂。但饮食中需要注意，含高胆固醇类的东西不能吃。

误区三　肾结石患者不能服用钙剂

科学合理地补钙不会得肾结石或者加重肾结石患者病情，常见肾结石为草酸钙结石（草酸＋钙），但是食用进胃的钙遇到食物中的草酸会立即形成草酸钙结晶，随大便被排出体外，不会被人体吸收，也就不会得肾结石。

误区四　骨质疏松补钙不需要辨别病因

人们常常认为得了骨质疏松症只要补钙就行了，不需要区别为什么得骨质疏松，这种观点是不正确的，骨质疏松症的发病原因分为原发性骨质疏松和继发性骨质疏松。两者治疗方案也会有较大的差异，首先需要明确骨质疏松发病原因，有针对性地治疗，不能盲目补钙，否则治疗效果不明显。

误区五 钙片用餐时服用

钙片随食物服用可以降低对胃肠消化道的影响，不容易出现服用后胃不舒服、便秘等问题。但是牛奶、酸奶、豆制品最好和钙片分开服用，因为奶制品和豆类含有大量的多钙成分，会影响身体对钙的吸收。钙适合与水果、蔬菜服用，因为果蔬中维生素 C 能够促进身体对钙的吸收。

误区六 补钙越多效果越好

日常生活中有人会有这种观点，钙片服用越多，补钙效果越好，其实并不是这样的。人体对于每天补充的钙最高的耐受量为 2000mg/d，如果超过这个量就会引起不良反应。研究表明身体一次很难吸收 500mg 以上的钙，多了也没办法吸收，反而对人体吸收钙造成不好的影响。因此，一次摄入量过多，反而有可能降低钙的利用率，就好像一个人一次吃了太多东西，反而不好消化。最好选择小量钙片服用。

误区七 服用钙片就等于补钙

很多人认为，服用了钙片身体也就补钙了。但是人体自身无法合成钙，就好像一个工厂，光有原料不行，还得将原料进行加工，钙也是如此，必须经过复杂的消化吸收过程将钙吸收入血，转化为血清钙才能发挥作用，其中维生素 D 发挥了重要作用，促进机体对钙的吸收以及钙在骨骼中的沉积。没有维生素 D，服用大量钙也效果不佳。

小链接

预防宣传

骨质疏松症是中老年人的常见病、多发病，严重危害老年人的健康，已成为当今世界广泛关注的严重社会问题之一。要进一步加强骨质疏松的宣传教育，使全社会认识到骨质疏松的普遍性和危害性，使广大的骨质疏松患者能够早期发现、早期诊断，以便得到及时治疗，最大限度减少骨质疏松对中老年人的危害。预防骨质疏松，"要从娃娃抓起"。青少年是骨骼发育的关键时期，大约 20 岁以前能获得 90% 以上的骨密度。因此，骨质疏松症的防治关键在于早。关爱你的骨骼,早期预防三步走:运动、维生素 D 及钙剂。

主要参考文献

1.中华医学会骨质疏松和骨矿盐疾病分会.骨转换生化标志物临床应用指南[J].中华内分泌代谢杂志，2021，37（10）:863–874.

2.谢兴文，林德民，李鼎鹏，等.维生素 D 相关信号通路干预对骨质疏松症的影响［J］.中国骨质疏松杂志，2021，27（09）:1384–1387+1399.

3.基层医疗机构骨质疏松症诊断和治疗专家共识（2021）［J］.中国骨质疏松杂志，2021，27（07）: 937–944.

4.钟建春，谢兴文，李鼎鹏，等.补肾方药治疗骨质疏松的研究进展［J］.中国中医骨伤科杂志，2021，29（03）:85–88.

5.李晶，李建国，谢兴文，等.传统健身功法防治绝经后骨质疏松症的临床研究进展［J］.甘肃科技，2020，36（20）:126+135–138.

6.程晓光，徐文坚，吴艳，等.骨质疏松的影像学与骨密度诊断专家共识［J］.中国骨质疏松杂志，2020，26

（09）:1249-1256.

7.李建国，谢兴文，黄晋，等.基于中医体质学说探讨中医药防治骨质疏松症的作用及现状［J］.中国骨质疏松杂志，2019，25（11）:1623-1626.

8.李建国，谢兴文，李宁，等.基于"肝藏血主疏泄"理论探讨绝经后骨质疏松症的病因病机［J］.中国中医基础医学杂志，2019，25（09）:1203-1206.

9.马远征，王以朋，刘强，等.中国老年骨质疏松诊疗指南（2018）［J］.中国老年学杂志，2019，39（11）:2557-2575.

10.黄晋，李建国，谢兴文，等.中药复方治疗绝经后骨质疏松症的临床研究概况［J］.中国骨质疏松杂志，2019，25（02）:277-280.

11.白璧辉，谢兴文，李鼎鹏，等.近五年来中医体质类型与骨质疏松症相关性研究的现状［J］.中国骨质疏松杂志，2018，24（09）:1229-1235.

12.李建国，谢兴文，李宁，等.中医非药物治疗原发性骨质疏松症的临床研究概况［J］.中国骨质疏松杂志，2018，24（09）:1250-1254.

13.李建国，谢兴文，李鼎鹏，等.中药淫羊藿治疗骨质疏松症的研究进展［J］.中国骨质疏松杂志，2018，24（03）:389-393.

14.白璧辉，谢兴文，许伟，等.谢兴文主任医师从"三脏一体观"论治原发性骨质疏松症临床经验[J].陕西中医药大学学报，2018，41（02）:18-20.

15.白璧辉，谢兴文，李鼎鹏，等.我国近5年来骨质疏松症流行病学研究现状[J].中国骨质疏松杂志，2018，24（02）:253-258.

16.葛继荣，郑洪新，万小明，等.中医药防治原发性骨质疏松症专家共识（2015）[J].中国骨质疏松杂志，2015，21（09）:1023-1028.